Alberto Silvio Sibilla

Frühmobilisation auf der Intensivstation

AF190746

Alberto Silvio Sibilla

Frühmobilisation auf der Intensivstation

Systematische Übersichtsarbeit und Metaanalyse

Reihe Humanwissenschaften

Imprint
Any brand names and product names mentioned in this book are subject to trademark, brand or patent protection and are trademarks or registered trademarks of their respective holders. The use of brand names, product names, common names, trade names, product descriptions etc. even without a particular marking in this work is in no way to be construed to mean that such names may be regarded as unrestricted in respect of trademark and brand protection legislation and could thus be used by anyone.

Cover image: www.ingimage.com

Publisher:
AV Akademikerverlag
is a trademark of
Dodo Books Indian Ocean Ltd. and OmniScriptum S.R.L publishing group

120 High Road, East Finchley, London, N2 9ED, United Kingdom
Str. Armeneasca 28/1, office 1, Chisinau MD-2012, Republic of Moldova, Europe
Managing Directors: Ieva Konstantinova, Victoria Ursu
info@omniscriptum.com

Printed at: see last page
ISBN: 978-3-639-76017-0

Danksagungen

In primis möchte ich meiner Frau Sabrina, meinem Sohn Gabriele und meiner Tochter Greta für die Geduld und die Unterstützung während dieser 2 ½ Jahre grenzenlos danken.

Danke von ganzem Herzen meiner Großmutter Beatrice, deren Lehren mich immer begleiten.

Großer Dank geht an das Institut für Physiotherapie des Kantonsspitals Winterthur für das mir entgegengebrachte Vertrauen und Verständnis.

Herzlichen Dank an DI Wolfgang Peter für die wertvolle und kompetente technische Unterstützung bei den statistischen Berechnungen und Abbildungen.

„Numquam incipias desinere, numquam desinas incipere"
Lucius Annaeus Seneca

„Denke daran, bevor du ins Gelobte Land einziehst, musst du das Rote Meer und die Wüste durchqueren"
Don Bosco

Vorwort

Alberto Sibilla ist verheiratet und Vater eines Sohnes, Gabriele, und einer Tochter, Greta. Er wurde am 21.06.1961 in Mailand, Italien, geboren. Nach einem fünfjährigen Studium der Veterinärmedizin an der Universität Mailand (ohne Abschluss) absolvierte er als Zweitausbildung die Physiotherapie-Schule der Universität Mailand, die er 1996 abschloss. Von 1996 an arbeitete er auf der Intensivstation eines Uni-Polyklinikums in Mailand, wo er viel Erfahrung im Bereich der invasiven und nichtinvasiven Beatmung sammeln konnte, auch dank der engen Zusammenarbeit mit international bekannten Anästhesisten und Pneumologen in diesem Bereich und der Teilnahme an verschiedenen Fachweiterbildungen. Im Januar 2001 zog er mit der Familie nach Rheinfelden, Deutschland, wo er von September 2001 bis Juni 2007 im Kreiskrankenhaus Rheinfelden als Verantwortlicher für die Intensivstation sowie für die Abteilung Innere Medizin arbeitete. 2008 zog er nach Waldenburg, Schweiz. Von Februar 2009 bis März 2013 arbeitete er im Unispital Bern (Inselspital) als Verantwortlicher für die thoraxchirurgische und pneumologische Abteilung sowie auf der Intensivstation und auf der IMC. Seit April 2013 arbeitet er als klinischer Spezialist für Intensivmedizin am Institut für Physiotherapie des Kantonsspitals Winterthur, wo er in enger Zusammenarbeit mit dem Chefarzt, der Pflegedienstleiterin und der Pflegeexpertin des ZIM (Zentrum für Intensivmedizin) den Frühmobilisationsbehandlungspfad für Intensivpatienten entwickelt hat. Der Autor ist langjähriges Mitglied der ERS (European Respiratory Society) und AARC (American Association for Respiratory Care) sowie des ICU Recovery Network.

Inhaltverzeichnis

Abkürzungsverzeichnis

ICUAW	Intensive Care Unit Acquired Weakness = erworbene Muskelschwäche auf der Intensivstation, die mit einer längeren Beatmungs- und Aufenthaltszeit verbunden ist
ICU	Intensive Care Unit = Intensivstation
CINM	Critical Illness Neuromyopathy = Neuromyopathie der kritischen Erkrankung = Oberbegriff für die CIP und die CIM (siehe unten)
CIP	Critical Illness Polyneuropathy = (klinisch) Muskelschwäche der kritischen Erkrankung
CIM	Critical Illness Myopathy = siehe CIP
ATP	Adenosintriphosphat = zellulärer Energieträger und Regulator
MOV	Multiorganversagen= Versagen beziehungsweise Funktionseinschränkung lebenswichtiger Organsysteme
MSOF	Multisystem Organ Failure = siehe MOV
MODS	Multiple Organ Dysfunction Syndrome = siehe MOV
SIRS	Systemic Inflammatory Response Syndrome = systemische Entzündungsreaktion
ECMO	extrakorporale Membranoxygenierung = Form der extrakorporalen Organersatzverfahren
LVAD	Left Ventricular Assist Device = linksventrikuläres Unterstützungssystem
RASS	Richmond Agitation Sedation Scale = validierte Skala zur Beurteilung der Tiefe einer Sedierung

MRC-SS	Medical Research Council Sum Score = validierte Methode zur Beurteilung der Muskelkraft
NMES	neuromuskuläre Elektrostimulation = Bioelektrische Stimulation
HRQoL	Health-Related Quality of Life (gesundheitsbezogene Lebensqualität)
VAP	Ventilator Acquired Pneumonia = beatmungsassoziierte Pneumonie
RSBI	Rapid Shallow Index Breathing (Tobin Index) = Verhältnis f/V (Atemfrequenz auf Tidalvolumen), wird als Entwöhnungsparameter benutzt.
TOWER	*Turm von London* = Planungstest, funktioneller kognitiver Test
IPS	ICU = Intensivstation
PCS	Physical Component Score = physischbezogene Lebensqualität
MCS	Mental Component Score = psychischbezogene Lebensqualität
SF36v2	gesundheitbezogene Fragenbogen
TUG	Timed Up and Go = funktioneller Test (Mobilität)
6MWT	6-Minute-Walking-Test = 6-Minuten Gehtest (Leistungsfähigkeit)
PImax	maximaler Inspirationsdruck = MIP

Abbildungsverzeichnis

Tabellenverzeichnis

Zusammenfassung

Die interdisziplinäre Intervention *Frühmobilisation* auf der Intensivstation ist ein wichtiger evidenzbasierter Bestandteil in der Behandlung der Intensivpatienten. Intensivpatientinnen. Ziel dieser Arbeit ist es, auf der Basis von randomisiert kontrollierten Studien (RCTs) zu prüfen, inwieweit die interdisziplinärer Interventionen, die zur Frühmobilisation auf der Intensivstation gehören, statistisch gesicherte Verbesserungen bringen. Mittels einer systematischen Suche in der Datenbanken Medline (OVID), PubMed, Cochrane und CINHAL sowie in den Literaturverzeichnissen von relevanten Studien sind RCTs ausgewählt worden, die sich mit Effekten von Interventionen der Frühmobilisation befassen. Diese Studien sind mittels PEDro-Skala auf ihre interne Validität geprüft und deskriptiv sowie tabellarisch dargestellt worden. Insgesamt zeigen 9 der 16 ausgewählten Studien mindestens einen statistisch signifikanten Effekt auf funktionelle und kognitive Ergebnisse. Zudem lässt sich durch eine metaanalytische Betrachtung ableiten, dass durch die Interventionen statistisch signifikante Verbesserungen möglich sind. Aufgrund des Mangels an RCTs besteht noch Forschungsbedarf. Untersuchungen (dementsprechend mittels RCTs) sollten überwiegend in Bezug auf Aufenthaltsdauer, Lebensqualität und Mortalität durchgeführt werden. Die interdisziplinären Interventionen der Frühmobilisation auf der Intensivstation führen damit zu einer Verbesserung der Kognition und der Leistungsfähigkeit der Patienten/Patientinnen.

Abstract

The interdisciplinary intervention early mobilization in the ICU is a significant evidence-based component in the treatment of intensive care patients. The aim of this work is to examine, on the basis of randomized controlled trial, to which extent these interdisciplinary interventions (that belong to the early mobilization in the ICU) can bring improvements that are statistically significant By means of a systematic search in the databases Medline (OVID), PubMed, Cochrane und CINHAL, as well as in the reference lists of relevant studies, RCTs, which examined the effects of the interventions of the early mobilization, were selected. These studies were tested using the PEDro scale on their internal validity and were presented in a descriptive and tabular manner. Collectively, out of the 16 selected studies, 9 showed at least an effect on functional and cognitive outcomes, that is statistically significant . Additionally, through a meta-analytic examination it can be deduced that improvements occur through the interventions that are statistically significant. Due to the lack of RCTs more research is needed, and studies, mainly related to outcomes like length of stay, quality of life and mortality, should be performed (according to RCTs). Hence early mobilization in the ICU improves functional and cognitive outcomes in these patients population.

1   Einleitung

Die interdisziplinäre Intervention *Frühmobilisation* auf der Intensivstation ist ein wichtiger evidenzbasierter Bestandteil in der Behandlung der Intensivpatienten/Intensivpatientinnen, der mit einer funktionellen und kognitiven Verbesserung sowie mit einer kürzeren IPS-Aufenthaltsdauer und niedriger Mortalität verbunden sein sollte. Kernpunkte sind die Prävention und die Behandlung der *Intensive Care Unit Acquired Weakness* (ICUAW), einer an der Intensivstationsaufenthalt gebundenen Dekonditionierung der respiratorischen und Skelettmuskulatur, die zu relevanten funktionellen Beeinträchtigungen führt, die sowohl in der kardiorespiratorischen Leistung, als auch in der Muskelkraft wirken Der resultierende beeinträchtigte funktionelle Status kann dazu führen, dass die betroffenen Patienten/Patientinnen an langfristigen Komplikationen leiden, die sowohl auf das physische als auch auf das psychische Umfeld Einfluss nehmen.

Die Sicherheit sowie die Durchführbarkeit der Frühmobilisation auf der Intensivstation stehen in Vordergrund.

Die interdisziplinäre Zusammenarbeit zwischen Physiotherapeuten/Physiotherapeutinnen, Pflegepersonal, und Ärzten/Ärztinnen dient als unverzichtbare Grundlage für ein erfolgreiches Ergebnis.

Die *Frühmobilisation* umfasst verschiedenen Interventionen, vom Bettfahrrad bis zur Flurmobilisation, die so früh wie möglich, bereits ab 36 - 48 Stunden nach der Aufnahme der Patienten/Patientinnen auf der Intensivstation, angewandt werden sollen (17, 18, 19, 20, 21).

Mit Blick auf ihre hämodynamische Stabilität können die beatmeten Patienten/Patientinnen, trotz Beatmung und/oder Analgosedation, die Anwendung des Bettfahrrads bekommen mit dem Ziel, der ICUAW vorzubeugen. Die Entstehung der ICUAW kann tatsächlich innerhalb von Stunden nach der Patienten/Patientinnen-Aufnahme auf der Intensivstation erfolgen. Zudem ist sie von dem Vorhandensein spezifischer Komorbiditäten begünstigt.

Ziel dieser Arbeit ist, aufgrund von randomisierten kontrollierten Studien (RCTs) zu prüfen, inwieweit die interdisziplinären Interventionen, die zur Frühmobilisation auf der Intensivstation gehören, statistisch gesicherte Verbesserungen bringen und ob diese relevant sind, um der Dekonditionierung durch die *Intensive Care Unit Acquired Weakness* (ICUAW) vorzubeugen bzw. ihre Entstehung zu verzögern.

In der Literatur sind wissenschaftliche Belege für die Ergebnisse dieser Intervention gesucht worden mit dem Ziel, die funktionelle Bedeutung darzustellen und zu diskutieren. In dieser Literaturstudie ist beabsichtigt, die Qualität der verwendeten Studien durch Prüfen ihrer Validität festzulegen.

In diesem Kontext sind zwei Arbeitshypothesen, H1 und H2, definiert worden

H1: Die funktionelle und physiologische Ergebnisse der Frühmobilisation auf der Intensivstation sind wissenschaftlich belegbar.

H2: Die Interventionen, die zur Frühmobilisation auf der Intensivstation gehören, sind sicher, durchführbar und führen zu einer psychischen und funktionellen Verbesserung.

Forschungsgegenstand und Theorie

1.1   **Die *Intensive Care Unit Acquired Weakness***

Sepsis ist eine der häufigsten Todesursachen auf der Intensivstation. Sie ist nicht nur mit einem Verlust an Muskelmasse verbunden, sondern auch mit neuromuskulären Funktionsstörungen. Annähernd 50% der septischen Intensivpatienten entwickeln diese erworbene Krankheit, die mit elektrophysiologischen Beweisen der neuromuskulären Funktionsstörungen verbunden ist (8) und die, klinisch bedingt, hauptsächlich durch eine generalisierte Muskelschwäche gekennzeichnet ist: die ICUAW. Diese Inzidenz steigt auf 100%, wenn die septischen Patienten/Patientinnen auch ein Multiorganversagen entwickeln und zwar schon am der zweiten Tag des Intensivstationsaufenthalts (9).

Der Begriff dieser Krankheit ist 2009 neu von Stevens et al. (35) definiert worden um Verwirrung und eine Verwechslung in der neuromuskulären Terminologie zu vermeiden: Der Oberbegriff **Critical Illness Neuromyopathy (CINM)** enthält die **Critical Illness Myopathy (CIM**, die eine weitere histologische Unterklassifikation in *kachektische Myopathie, Dicke-Faser-Myopathie* und *nekrotisierende Myopathie* hat) und die **Critical Illness Polyneuropathy (CIP)** (7,8).

Die Ätiologie von CIM und CIP ist multifaktoriell und noch unklar. Beide CIM-Untergruppen treten mit einer hohen Inzidenz auf bei Patienten, die hohe kumulative Dosen von Muskelrelaxantien und Kortikosteroiden bekommen. Die Pathophysiologie von CIM und CIP ist komplex und umfasst die Interaktion von verschiedenen Wirkungsmechanismen. Zur CIM gehören eine verminderte Reizbarkeit der Muskelmembranen, eine Muskeldenervierung, eine Muskelatrophie, eine veränderte Funktion des sarkoplasmatischen Retikulums, eine verminderte kontraktile Funktion der Proteine mit konsequentem Muskelkraftabbau, eine mitochondriale Dysfunktion mit konsequentem Energieversagen.

Die CIP erscheint als Organversagen des peripheren Nervensystems. Diese systematischen pathophysiologischen Prozesse entstehen durch eine verminderte Versorgung mit Sauerstoff und Nährstoffen und zwar durch eine Beeinträchtigung der Mikro- und Makrodurchblutung, sowie die Verwendung des mitochondrialen Sauerstoffs und die Bildung des ATPs. CIP und CIM haben ähnliche klinische Manifestationen, deshalb können sie nicht zuverlässig unterschieden werden.

ICUAW ist tatsächlich durch einen Muskelfaserverlust charakterisiert, der aber nicht unbedingt zu einer neuromuskulären Funktionsstörung führen muss, da die Muskelkraft von der Muskelmasse und von der Fähigkeit, Kraft zu generieren, abhängt

Es ist bekannt, dass Sepsis die Proteinsynthese der Skelettmuskulatur reduziert (37) und vorzugsweise die Proteinsynthese der Typ-II-Fasern (fast twitch) hemmt (38). Wie von Helliwell et al. 1998 beschrieben (1), beträgt der Muskelfaserverlust 3% pro Tag für die Typ-I-Faser (slow twitch) und 4% pro Tag für die Typ-II-Faser. Dieser Faserverlust und die Faseratrophie sind mit einer Depolymerisation des

Myosins in den Fasern, mit dem Vorhandensein von verschiedenen proteolytischen Enzymen und mit einer verminderten Proteinsynthese verbunden. Sepsisvermittelter Muskelfaserverlust und ICUAW sind jedoch keine Synonyme, da die ICUAW eigenen Eigenschaften hat.

Dieser Zustand ist tatsächlich oft von einer verlängerten Bettruhe, von der Anwendung von Sedativa, Kortikosteroiden und Relaxantien und von akutem bzw. chronischem Organversagen begleitet und verursacht die ICUAW und den entsprechenden Verlust an Muskelmasse (Abbildung 1.1).

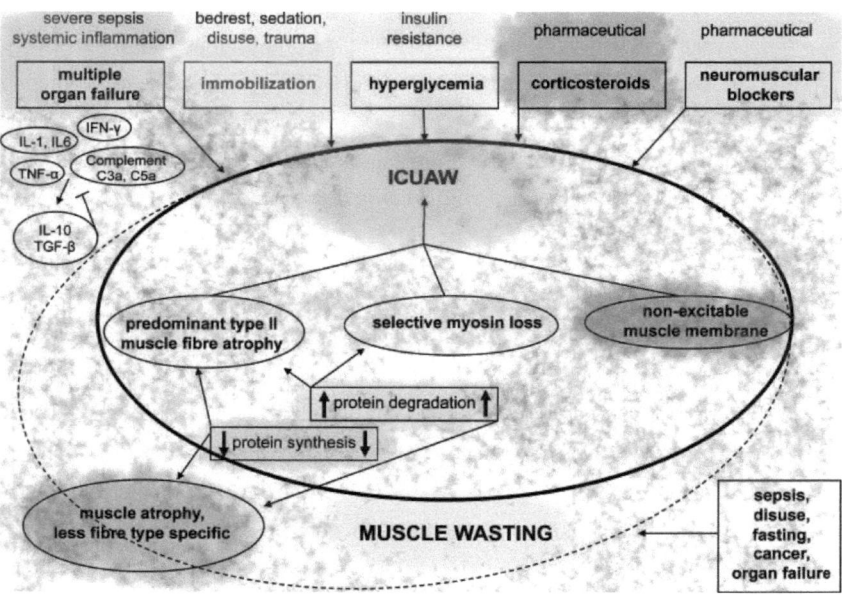

Abbildung 1.1   Risikofaktoren, Intensive Care Unit Acquired Weakness und Muskelfaserverlust betreffend (aus Schefold et al. 2010)

ICUAW ist eine häufige Komplikation auf der Intensivstation, und mehr als die Hälfte der Patienten/Patientinnen sind davon betroffen (46). Sie ist eigentlich eine neuromuskuläre Komplikation, die mit einer erhöhten Morbidität und Mortalität, mit einem verlängerten Intensivstationsaufenthalt und mit einer längeren Abhängigkeit vom Beatmungsgerät einhergeht ist (47). Sie ist definiert als symmetrische bilaterale Schwäche der Extremitäten und ist somit die klinische Manifestation der Criticall Illness Neuromyopathy (CINM) (11).

Bezüglich der Differentialdiagnose der generalisierten Muskelschwäche haben Maramattom et al. (7) unter dem Akronym „M U S C L E S" eine Gedächtnishilfe erstellt, bei der die einzelnen Buchstaben folgende Bedeutung haben:

- M = *Medication*

- U = *Undiagnosed Neuromuscular Disorder*

- S = *Spinal Cord Disease*

- C = *Critical Illness Myopathy, Polyneuropathy, (Neuromyopathy)*

- L = *Loss of Muscle Mass*

- E = *Electrolyte Disorders*

- S = *Systemic Illness*

Weiterhin hat eine experimentelle Forschung hat bewiesen, dass gesunde Probanden nach fünf Tagen Bettruhe eine Insulinresistenz und mikrovaskuläre Störungen entwickelt haben (3).

Folgende Risikofaktoren sind daher für die Entwicklung der ICUAW in Betracht zu ziehen:

- SIRS (Systemic Inflammatory Response Syndrome) / Sepsis
- MOV / MOSF / MODS (Multiorganversagen)
- Hyperglykämie
- Nierenersatztherapie (z.B. Hämodialyse)
- Verabreichung von Katecholaminen
- weibliches Geschlecht

- Beatmungsdauer

- Verabreichung von Kortikosteroiden

- Gabe von Muskelrelaxantien

- Bettruhe

In letzter Zeit hat nur Cochrane Reviews eine erfolgreiche (medikamentöse) Intervention beschrieben mit dem Ziel, der ICUAW vorzubeugen, und zwar eine *intensive Insulintherapie* (12). Leider führt diese Anwendung zu einer Zunahme der Mortalität der Intensivpatienten/Intensivpatientinnen (13).

Da eine verlängerte Immobilisierung und Bettruhe den Muskelfaserverlust und somit die ICUAW beschleunigen, ist die Bewegungs- und Mobilisationstherapie als mögliche Präventivmaßnahme angezeigt (14, 15, 16).

Diese Patienten/Patientinnen, die auf die „Critical Illness" überleben und die Intensivstation sowie das Spital verlassen dürfen, werden mit einem beeinträchtigten funktionellen und kognitiven Status konfrontiert, der jahrelang besteht. Sie müssen ihre Arbeitsbedingungen anpassen, wenn sie überhaupt wieder arbeiten dürfen, erleiden Depressionen und Ängste und werden somit psychisch gequält mit dem wahrscheinlichen Risiko, dass ein PTSD (posttraumatisches Belastungssyndrom) auftreten kann. Diese physische und psychische Einschränkung lässt merkwürdigerweise erst nach ca. 8 Jahren nach (22, 23, 24).

1.2   Die Frühmobilisation

Die ICUAW ist nicht nur mit einer hohen psychischen und physischen Belastung, sondern auch mit hohen Gesundheitskosten verbunden. Die Ermittlung und die Umsetzung von Präventionsstrategien sind daher äußerst wichtig.

Die Frühmobilisation ist trotz der seit langem bestehenden Kenntnis über die negativen Wirkungen der Bettruhe und die positiven Wirkungen der körperlichen Aktivität erst in letzter Zeit als Standardtherapie aufgetreten (25, 26, 27). Es gibt viele Hindernisse für die Mobilisation der Intensivpatienten. Manche sind kulturell bedingt. Da die Patienten/Patientinnen so schwer betroffen sind, denkt man, dass sie nicht in der Lage wären, eine körperliche Aktivität zu betreiben, vor allem am Anfang ihres Intensivstationsaufenthalts.

Weiterhin erhöht das Vorhandensein von Verweilkanülen (zentrale venöse Katheter, arterielle Katheter, pulmonale Katheter, Blasenkatheter, Dialysekanülen, ECMO-Kanülen) sowie von künstlichen Atemwegen, Magensonden, und sogar „Left Ventricular Assist Device" (LVAD) deren Dislokationsrisiko während der Mobilisation der Patienten/Patientinnen. Zudem stellen die notwendige pharmakologische Behandlung dieser Patienten/Patientinnen mit Sedativa, Analgetika, Katecholaminen und das Vorhandensein eines Deliriums weitere Barrieren für die Mobilisierung dar.

Einige Autoren haben die Sicherheit und die Durchführbarkeit verschiedener Interventionen, die zur Frühmobilisation gehören, auf fachspezifischen Intensivstationen untersucht (28, 29, 30, 31, 32, 33, 34, 36). Die interdisziplinäre Zusammenarbeit zwischen Physiotherapeuten/Physiotherapeutinnen, Ärzten/Ärztinnen und Pflegefachpersonal, die Erstellung von Richtlinien und Behandlungspfaden, eine fachspezifische Ausbildung in Intensivmedizin (vor allem für die Physiotherapeuten/Physiotherapeutinnen) stehen im Vordergrund, um positive kognitive und funktionelle Ergebnisse zu erzielen und kulturelle sowie methodologische Hindernisse zu beseitigen.

Die Patienten/Patientinnen können beispielsweise zweimal täglich nach spezifischem Assessment interdisziplinär beurteilt und eingestuft werden, und dementsprechend bekommen sie eine passende gezielte Behandlung.

Um eine entsprechende Einstufung vornehmen zu können, sollten folgende Parameter in Betracht gezogen werden:

- die RASS (Richmond Agitation Sedation Scale) (Tab. 1.2.1)

- die Kooperation der Patienten/Patientinnen

- Vitalparameter: Herzfrequenz und -rhythmus, Atemfrequenz, MAP (mittlerer arterieller Druck), Körpertemperatur, Oxygenierungsindex (PaO2/FiO2)

- funktionelle Parameter: MRC-SS (Medical Research Council Sum Score) (Tab. 1.2.2), Berg Balance Scale (BBS) (Tab. 1.2.3).

- neurologische beziehungsweise kardiozirkulatorische Stabilität.

Wert	Bezeichnung	Erläuterung
+ 4	streitlustig	aggressives und gewalttätiges Verhalten, unmittelbare Gefahr für das Personal
+ 3	sehr agitiert	zieht oder entfernt Schläuche oder Katheter, aggressiv
+ 2	agitiert	häufige ungezielte Bewegung, atmet gegen das Beatmungsgerät
+ 1	unruhig	ängstlich aber Bewegungen nicht aggressiv oder lebhaft
0	aufmerksam und ruhig	
− 1	schläfrig	nicht ganz aufmerksam, aber erwacht (Augen öffnen/Blickkontakt) anhaltend bei Ansprache (> 10 Sekunden)
− 2	leichte Sedierung	erwacht kurz mit Blickkontakt bei Ansprache (≤10 Sekunden)
− 3	mäßige Sedierung	Bewegung oder Augenöffnung bei Ansprache (aber ohne Blickkontakt)
− 4	tiefe Sedierung	keine Reaktion auf Ansprache, aber Bewegung oder Augenöffnung durch körperlichen Reiz
− 5	nicht erweckbar	keine Reaktion auf Ansprache oder körperl. Reiz

Tabelle 1.2.1 Die Richmond Agitation Sedation Scale (RASS).

Verschiedene Scoring-Systeme sind zur Abschätzung der Sedierungstiefe vorgeschlagen worden. In den letzten Jahren ist zunehmend die RASS in die klinische Anwendung aufgenommen worden. Seit 2002 steht erstmals ein Scoring-System zur Verfügung, das bereits an Intensivpatienten/Intensivpatientinnen validiert worden ist (44, 45).

functions tested	score	strenght
shoulder abduction	0	no visible contraction
elbow flexion	1	visible contraction with no limb movement
wrist extension	2	movement insufficient to overcome gravity
hip flexion	3	movement against gravity
knee extension	4	movement against gravity and resistance
ankle dorsiflexion	5	normal strenght

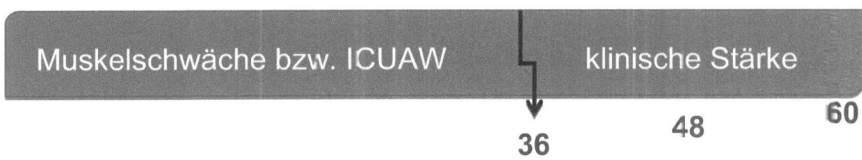

Muskelschwäche bzw. ICUAW   klinische Stärke

36   48   60

Tabelle 1.2.2 Die Medical Research Council Sum Score.

Es werden sechs verschiedene Bewegungen getestet mit einer Punktezahl von 0 bis 5 (drei Bewegungen betreffen die oberen Extremitäten und drei die unteren Extremitäten) jeweils auf der linken und auf der rechten Körperseite. Ein globales Ergebnis unter 36 (M3) bedeutet Muskelschwäche und mögliche ICUAW. Der Normwert beträgt 60 (M5).

Berg Balance score

SITTING TO STANDING
4 able to stand without using hands and stabilize independently
3 able to stand independently using hands
2 able to stand using hands after several tries
1 needs minimal aid to stand or stabilize
0 needs moderate or maximal assist to stand

STANDING UNSUPPORTED
4 able to stand safely for 2 minutes
3 able to stand 2 minutes with supervision
2 able to stand 30 seconds unsupported
1 needs several tries to stand 30 seconds unsupported
0 unable to stand 30 seconds unsupported

SITTING WITH BACK UNSUPPORTED BUT FEET SUPPORTED ON FLOOR OR ON A STOOL
4 able to sit safely and securely for 2 minutes
3 able to sit 2 minutes under supervision
2 able to able to sit 30 seconds
1 able to sit 10 seconds
0 unable to sit without support 10 seconds

Tabelle 1.2.3   Berg Balance Score Assessment.

Die Vorteile der Frühmobilisation für die Intensivstationsergebnisse sind in einigen Studien analysiert worden (20, 39, 40, 41). Wie schon erwähnt, handelt es sich um verschiedene Interventionen, die neben der klassischen Bewegungstherapie (passive, assistierte oder aktive), Atemtherapie (manuell unterstützt und/oder durch verschiedene Geräte, die je nach Behandlungsziel angewendet werden können) und Lagerung dank der technologischen Fortschritte sehr früh genutzt werden können. In der Tabelle 2.4 wird eine mögliche Einstufung der Patienten/-innen mit passenden Interventionen vorgestellt. In der Stufe 1 werden beispielsweise (bei neurologischer beziehungsweise kardiopulmonaler Stabilität) neben der passiven Bewegungstherapie auch die neuromuskuläre Elektrostimulation (NMES, Abbildung 1.2.1) und das Bettfahrrad (mit Servomechanismus, Abbildung 1.2.2) eingesetzt. Weiterhin könnte in der Stufe 3 neben den beschriebenen Interventionen auch Nintendo Wii (interaktives drahtloses Videospiel) zum Einsatz kommen (42, 43).

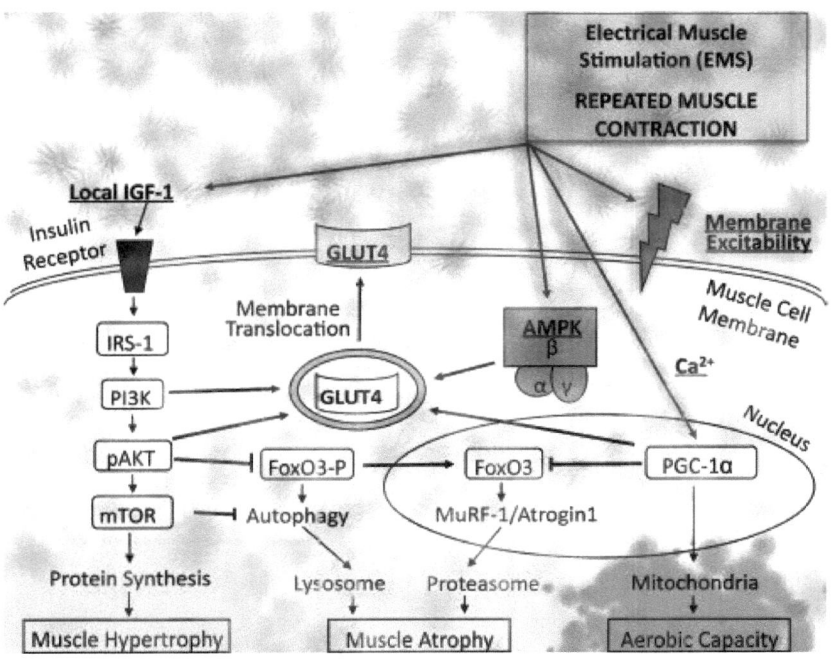

Abbildung 1.2.1 Mögliche positive Auswirkungen der neuromuskuläre⁻ Elektrostimulation (NMES), Muskelatrophie, Muskelhypertrophie, aerobe Kapazitä⁻ und Reizbarkeit des Sarkolemms betreffend. Möglicherweise erhält die NMES di⁼ Reizbarkeit der Membranen und somit die Rekrutierung der Muskelfaser m⁻ konsequenter verbesserter intramuskulärer und intermuskulärer Koordination (au⁼ Schefold et al. 2010).

Stufe 1		Stufe 2		Stufe 3		Stufe 4	
RASS -5 / -4		RASS -3 / -2		RASS -1 / 0 / 1		RASS 2 / 3	
kardiopulmonale Stabilität neurologische Stabilität		kardiopulmonale Stabilität		kardiopulmonale Stabilität		kardiopulmonale Stabilität	
ja	nein	ja	nein	ja	nein	ja	nein
Pflege Lagerungs wechsel Wahrneh-munsförd.	Pflege Mikro-lagerung	Pflege Lagerungs wechsel WahrnFörd. Mobi. BR	Pflege Lagerungs wechsel Wahrneh-mungsförd.	Pflege Lagerungs wechsel Mobi BR / LS / Gehen	Pflege Lagerungs wechsel	allenfalls Mobilisation an BR falls möglich und indiziert AT	Keine Bewegung stherapie, falls möglich und indiziert AT
Physio Passive ROM Bettfahrrad AT. NMES	Physio Keine PT	Physio Bettfahrrad Mobilisation an BR Aktive ROM	Physio passive ROM Wahrnförd AT. NMES	Physio Mobi BR / LS / Gehen AT Sitzfahrrad	Physio aktive ROM AT NMES		

Tabelle 1.2.4   Eine passende gezielte Behandlung wird nach der Einstufung der Patienten/Patientinnen folglich stattfinden. Anhand RASS und kardiopulmonale- beziehungsweise neurologische Stabilität wird das Prozedere interdisziplinär entschieden.

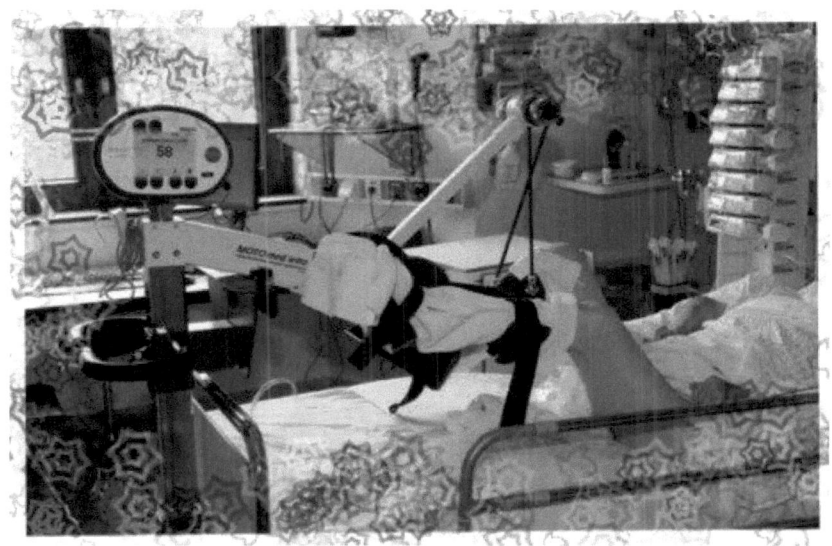

Abbildung 1.2.2 Eine regelmäßige kontinuierliche Bewegung wird durch das Bettfahrrad gewährleistet.

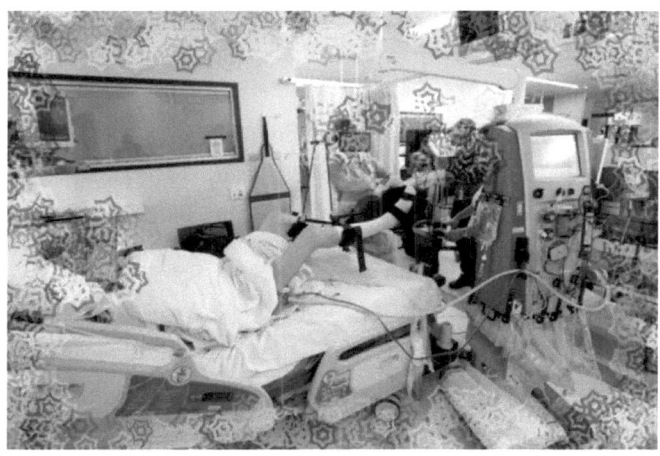

Abbildung 1.2.3 Regelmäßige kontinuierliche Bewegung mit dem Bettfahrrad während der Hämodialyse.

2   Material und Methoden

In diesem Kapitel werden zuerst die Auswahlkriterien und die qualitativen Auswahlmethoden beschrieben. Anschließend folgt eine Beschreibung der Informationsquellen, der Suche, v.a. der Suchbegriffe (in Zusammenhang mir ihrer Reproduzierbarkeit) und der Auswahl der Studien. Nach einem PRISMA-Statement (2) wird dies in einem Flussdiagramm dargestellt.

2.1   Auswahlkriterien

In dieser Arbeit hat der Verfasser randomisierte kontrollierte Studien in Betracht gezogen, deren Qualität mittels der *Physiotherapy Evidence Database Scale*, der PEDro-Skala, beurteilt worden sind.

Die PEDro-Skala ist 1999 an der *University of Sydney* (Australien) entwickelt und 2000 von Sherrington et al. veröffentlicht worden (4). Zwei anschließende Publikationen von Maher et al. im Jahr 2003 (5) und von De Morton im Jahr 2009 (6) beweisen, dass die Zuverlässigkeit für die Qualitätsbeurteilung der RCTs gegeben ist.

Eine bessere und genauere Qualitätsbeurteilung der RCTs wäre zweifellos durch die Anwendung des *Consort Statement* erreicht worden, allerdings hätte diese Arbeit viel mehr Zeit in Anspruch genommen. Deshalb hat der Verfasser auf eine externe Hilfe verzichtet und sich entsprechend für die PEDro-Skala entschieden.

Wie auf der Webseite http://www.pedro.org.au ersichtlich ist, enthält die PEDro-Skala eine validierte Checkliste, mit der die RCTs durch elf Parameter beurteilt werden können. Der erste Parameter betrifft die externe Validität und erscheint nicht im Schlussergebnis, während die Kriterien zwei bis elf die interne Validität der RCTs betreffen. Die Parameter zehn und elf beurteilen die statistische Interpretationstauglichkeit der RCTs. Jeder Parameter der Checkliste wird mit Ja (ein Punkt) oder Nein (null Punkte) beurteilt, Dementsprechend liegt die maximale Punktzahl der internen Validität der RCTs bei zehn.

Laut Warnhinweis der Entwickler der PEDro-Skala sind die RCTs anhand ihrer klinischen Relevanz und nicht nur anhand eines signifikanten Behandlungseffekts oder anhand hoher Punktzahlen zu beurteilen. Weiterhin sind noch die positiven und negativen Effekte und das Kosten-Nutzen-Verhältnis der Behandlung zu beurteilen.

2.2 Datenbanken

Die Literatursuche ist mittels folgender Datenbanken erfolgt:

- The Cochrane Library (the Cochrane Central Register of Controlled Trials www.thecochranelibrary.com

- PubMed (National Center for Biotechnology Information) www.ncbi.nlm.nih.gov/pubmed

- CINHAL (Cumulative Index of Nursing and Allied Health) über die Bibliothek der Medizinischen Universität Graz

- Ovid Medline (In-Process & Other Non-Indexed Citations and Ovid Medline 1946 to Present) über die Bibliothek der Medizinischen Universität Graz

2.3 Literatursuche

Die Literatursuche ist zwischen Dezember 2013 und April 2014 in den oben angeführten Datenbanken durchgeführt worden.

2.4 Suchbegriffe

Die Suchbegriffe sind in englischer Sprache verwendet worden. Folgende Begriffe sind recherchiert worden:

((„early mobilization" OR „mobilization" OR „early exercise" OR „exercise" OR

„physiotherapy" OR „rehabilitation" OR „physical therapy modalities" OR „mobility"
OR „functional outcomes" OR „assessmen" OR „deconditioning" OR „respiratory
failure") AND („icu" OR „critical illness"))

Eine detaillierte Auflistung der Suchresultate nach Datenbanken und Suchbegriffe
findet sich unter Tabelle 2.1, 2.2, 2.3 und 2.4.

Die Suchbegriffe *Assessment* und *Rehabilitation* haben die meisten Treffer
(jeweils über 200) ergeben, während *functional outcomes, exercise* und
respiratory failure jeweils zu um die 100 Treffer und die übriggebliebenen sieben
Suchbegriffe jeweils zu unter 50 Treffern (Abbildung 2.2) geführt haben.

2.5 Einschluss- und Ausschlusskriterien

Die Auswahl der Artikel begrenzt sich auf randomisierte kontrollierte Studien
(RCT), die im Zeitraum vom 1. Januar 2004 bis 30. April 2014 in englischer
Sprache publiziert worden sind.

Ausgeschlossen worden sind:
Reviews, Metaanalysen und Fallstudien, Studien, deren Interventionen nicht mit
Mobilisation verbunden sind, und Studien, in denen Interventionsprobanden das
18. Lebensjahr noch nicht erreicht haben.

In diese Arbeit werden nur Studien mit einem Wert von ≥5 Punkten (50%-Grenze
des Maximalscores) in der offiziellen PEDro-Skala einbezogen. Einige RCT sind in
der PEDro-Datenbank verzeichnet und bereits beurteilt und so übernommen
worden, andere sind entsprechend der offiziellen Beurteilung der PEDro-Database
beurteilt worden.

Ein weiteres Einschlusskriterium ist das Vorhandensein eines
Mobilisationsprotokolls. Aufgrund der Fragestellung wird der Begriff Mobilisation
für die Arbeit folgendermaßen definiert: Unter Mobilisation versteht der Autor
„Drehen im Bett", „Sitzen mit erhöhtem Kopfteil", „Sitzen auf der Bettkante",
„Sitzen im Lehnstuhl", „Stehen vor dem Bett", „Gehen", oder „Sekretmobilisation".

2.6   Begründung der Ausschlusskriterien

Durch das Design von Reviews und Metaanalysen wird der gegenwärtige wissenschaftliche Stand einer Thematik erforscht, dadurch und zudem werden die Ansichten und die Schlussfolgerungen der Autoren präsentiert.

Durch Fallstudien werden einzelne Interventionen bzw. Interventionsverläufe mit dem Ziel beschrieben, sie wissenschaftlich zu erklären.

2.7   Flussdiagramm der Literatursuche und der Bewertung der Artikel

Die Onlinesuche hat 1447 Eintragungen ergeben, zusätzlich sind fünf weitere Eintragungen im Literaturverzeichnis und eine weitere Eintragung durch Handsuche identifiziert worden. Die Filterung nach Titel und Abstrakt hat 1386 Ausschlüsse erbracht.

Nach der Volltextbewertung der verbliebenen 67 Artikel sind 50 aufgrund fehlender Mobilisationsprotokolle ausgeschlossen worden.

Die qualitative Analyse betreffend, sind aufgrund des Effekts der *Mobilisation* 15 Studien in Betracht gezogen worden.

Die quantitative Analyse betreffend, sind aufgrund der fehlenden Daten acht Studien in Betracht gezogen worden (Abbildung 2.1).

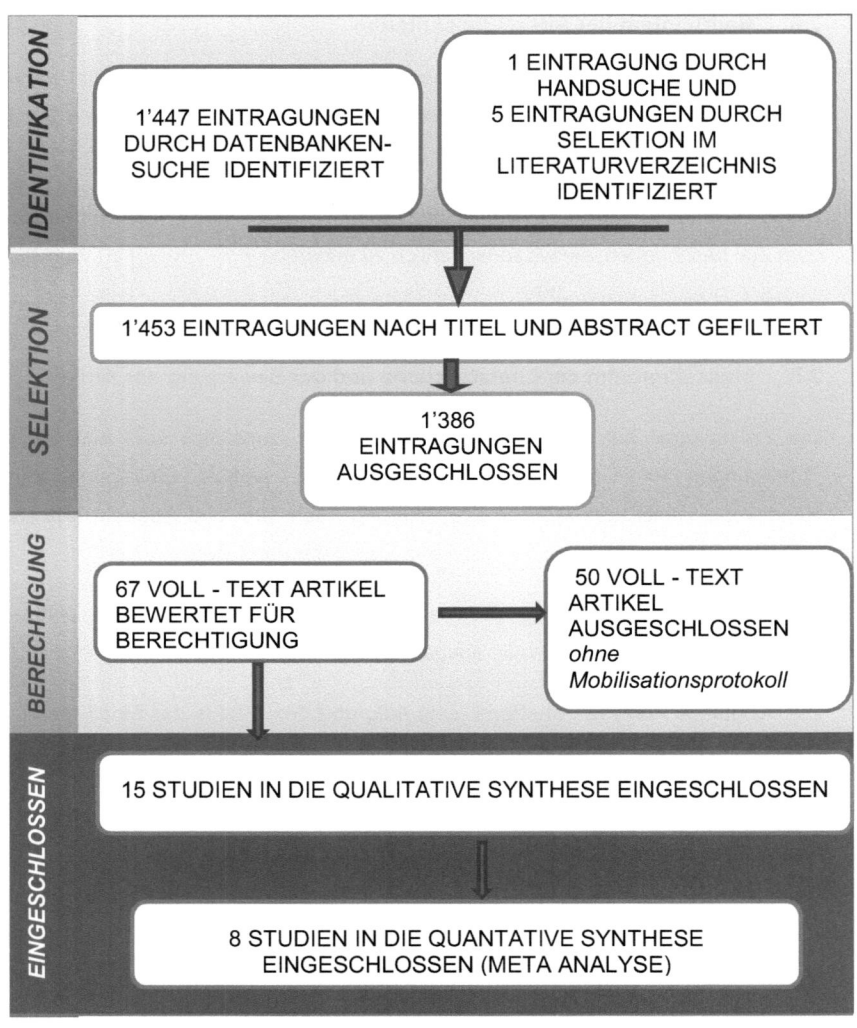

Abbildung 2.1 Flussdiagramm der Literatursuche und der Bewertung der Artikel.

28

| Datenbank | early mobilization AND | physiotherapy AND | mobility AND |
	ICU OR critical illness	ICU OR critical illness	ICU OR critical illness
Cohrane	7	12	7
PubMed	4	18	10
CINAHL	13	13	4
Medline	1	14	10

Tabelle 2.1 Suchresultate nach Datenbank und Suchbegriffe „early mobilization",
„physiotherapy", „mobility" (nach Einschluss- und Ausschlusskriterien)

| Datenbank | physical therapy modalities AND | functional outcomes AND | mobilization AND |
	ICU OR critical illness	ICU OR critical illness	ICU OR critical illness
Cohrane	12	16	16
PubMed	13	12	13
CINAHL	3	67	1
Medline	13	9	10

Tabelle 2.2 Suchresultate nach Datenbank und Suchbegriffe „physical therapy
modalities", „functional outcomes", „mobilization" (nach Einschluss- und
Ausschlusskriterien)

| Datenbank | early excercise AND | exercise AND | rehabilitation AND |
	ICU OR critical illness	ICU OR critical illness	ICU OR critical illness
Cohrane	3	24	31
PubMed	2	20	69
CINAHL	11	36	84
Medline	2	17	34

Tabelle 2.3 Suchresultate nach Datenbank und Suchbegriffe „early exercise", „exercise", „rehabilitation" (nach Einschluss- und Ausschlusskriterien)

| Datenbank | assessment AND | deconditioning AND | respiratory failure AND |
	ICU OR critical illness	ICU OR critical illness	ICU OR critical illness
Cohrane	18	1	5
PubMed	186	1	43
CINAHL	63	0	10
Medline	21	0	39

Tabelle 2.4 Suchresultate nach Datenbank und Suchbegriffe „assessment", „deconditioning", „respiratory failure" (nach Einschluss- und Ausschlusskriterien)

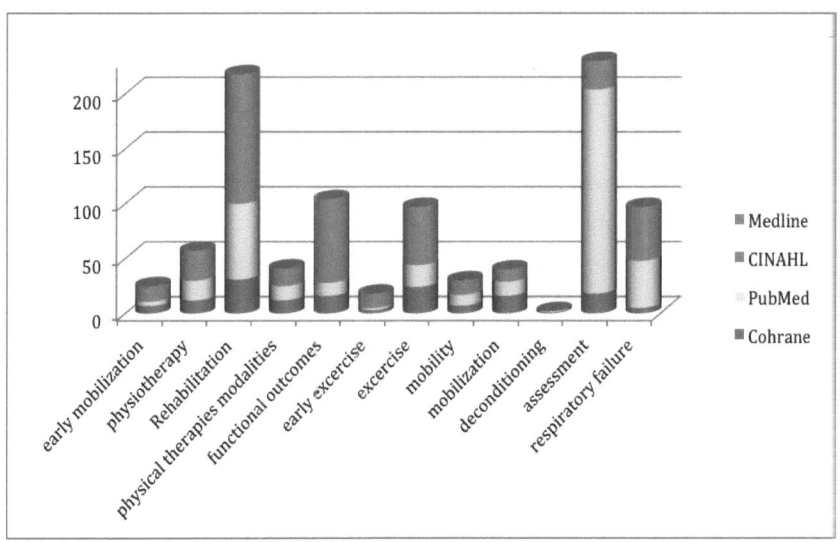

Abbildung 2.2 Graphische Darstellung der Ergebnisse der Literatursuche nach Datenbank und Suchbegriffe

2.8 Statistische Methoden

Eine systematische Übersicht und eine quantitative Zusammenfassung sind erstellt worden.

Die systematische Übersicht erfolgt mit deskriptiver und tabellarischer Darstellung der Ergebnisse.

In Bezug auf die quantitative Analyse beinhalten die Studien verschiedene Daten (Outcome). Daher ist die dimensionslose Effektgröße Hedg's g berechnet worden, wobei g=SMD=(m1+m2)/sd (Differenz zwischen Experimental- und Kontrollgruppe, dividiert durch die geschätzte Standardabweichung) ist. In Anlehnung an Cohen wird klein (0.20), mittel (0.50) und groß (0.80) bei der Effektgröße unterschieden. Aufgrund der Heterogenität des Datenmaterials wird für die Metaanalyse ein Modell mit zufälligen Effekten für die Berechnung

31

angewandt. Aufgrund der geringen Anzahl an Studien wird auf eine Interpretation des Heterogenitätsmaßes I² verzichtet. Für die Auswertung ist das Statistikprogramm R, Version 3.1.1 (2014-07-10) verwendet worden.

Die quantitative Analyse (Metaanalyse) ist in dieser Arbeit als hinführendes Kriterium zu verstehen und soll dabei unterstützen, die Fragestellung zu beantworten, weil die betrachteten Messwerte nur indirekte Befunde für die Verbesserung der Outcomes darstellen.

Studie	Ref.	Autor	Item der PEDro-Skala											Punkte PEDro-Skala
			1	2	3	4	5	6	7	8	9	10	11	
1	(65)	Abu-Khaber et al., 2013	Y	Y	N	Y	N	N	N	Y	N	Y	Y	5 / 1
2	(66)	Chang et al., 2011	Y	Y	Y	Y	N	N	N	N	N	Y	Y	5 / 1
3	(67)	Ali Cader et al., 2012	Y	Y	Y	Y	N	N	N	N	N	Y	Y	5 / 1
4	(68)	Ali Cader et al., 2010	Y	Y	Y	Y	N	N	N	N	Y	Y	Y	6 / 1
5	(17)	Denehy et al., 2013	Y	Y	Y	Y	N	N	Y	N	Y	Y	Y	7 / 1
6	(69)	Elliott et al., 2011	Y	Y	Y	Y	N	N	Y	Y	Y	Y	Y	8 / 1
7	(18)	Gerovasili et al., 2009	Y	Y	N	Y	N	N	Y	N	N	Y	Y	5 / 1
8	(19)	Jackson et al., 2012	Y	Y	Y	Y	N	N	Y	Y	N	Y	Y	7 / 1
9	(70)	Da Silva Naue et al., 2012	Y	Y	Y	Y	N	N	Y	Y	Y	Y	Y	8 / 1
10	(71)	Patman et al., 2008	Y	Y	N	Y	N	N	Y	Y	Y	Y	Y	7 / 1
11	(28)*	Pohlmann et al., 2010 *	Interventionsgruppe Studie 12 (20)											
12	(20)	Schweickert et al., 2009	Y	Y	Y	Y	N	N	Y	Y	Y	Y	Y	8 / 1
13	(21)	Chen et al., 2012	Y	Y	Y	Y	N	N	Y	N	N	Y	Y	6 / 1
14	(72)	Hodgson et al., 2007	Y	Y	Y	Y	N	N	N	Y	Y	Y	Y	7 / 1
15	(73)	Pattanshetty et al., 2011	Y	Y	Y	Y	N	N	N	Y	N	Y	Y	6 / 1
16	(74)	Te-Pa, 2007	Y	Y	N	N	N	N	N	Y	Y	Y	Y	5 / 1

Tabelle 2.5 PEDro-Auswertung der 15 Studien, die in die Arbeit aufgenommen worden sind. Y = yes - Kriterium erfüllt = 1 Punkt; N = no - Kriterium nicht erfüllt = 0 Punkte.

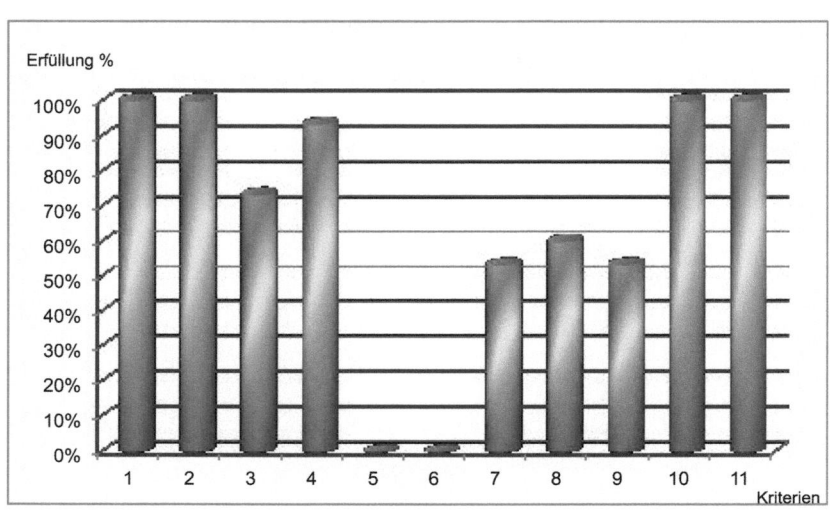

Tabelle 2.6 Graphische Darstellung der erfüllten Kriterien aller verwendeten Artikel in Prozent anhand der PEDro-Skala

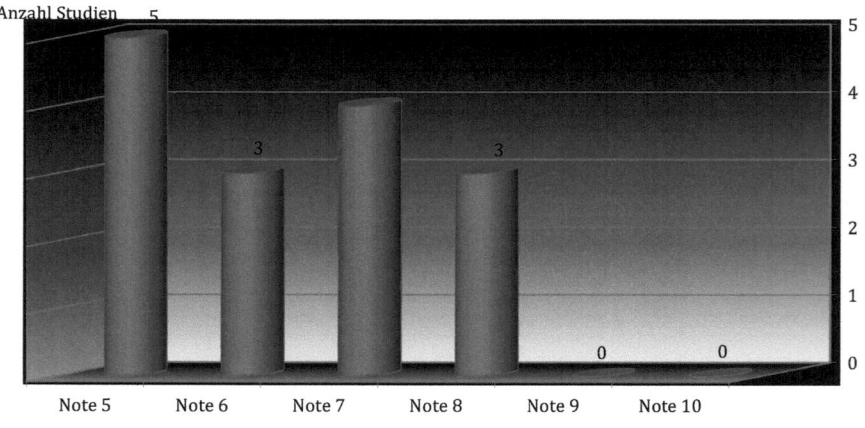

Tabelle 2.7 Graphische Darstellung der Anzahl der für diese Arbeit bewerteten Artikel pro Benotung anhand der PEDro-Skala

In diesem Kapitel werden die 16 ausgewählten Studien sowie deren Resultate getrennt nach Ergebnissen der systematischen Übersichtsarbeit und Ergebnissen der Metaanalyse dargelegt.

3.1. Ergebnisse der systematischen Übersichtsarbeit

Die Studien sind anhand des Effekts der Therapie und gemäß dem P-Wer dargelegt.

Referenz 65   Effect of electrical muscle stimulation on prevention of ICU acquired muscle weakness and facilitating weaning from mechanical ventilation

Ziel dieser Studie von Abu-Khaber et al. (2013), die 40 Patienten/Patientinnen in der Kontrollgruppe und 40 in der Untersuchungsgruppe auf der Intensivstation umfasst hat, ist es gewesen, zu untersuchen, ob ein positiver Effekt durch die Anwendung der NEMS (neuromuskuläre Elektrostimulation) in der ICUAW-Prävention und bei der Entwöhnung von der Beatmungeintritt. Es hat sich ein signifikanter Effekt bei der Förderung der Entwöhnung vom Beatmungsgerät (p=0,046) in der Interventionsgruppe gezeigt, während bei der ICUAW-Prävention keine signifikanten Ergebnisse nachgewiesen worden sind.

Effekte der NMES

Outcome	Beurteilung	Signifikanz
Entwöhnung vom Beatmungsgerät	P = 0.046	signifikant
ICUAW-Prävention	P = 0.421	nicht signifikant

Tabelle 3.1 Ergebnisse der Studie 65 von Abu-Khaber et al. 2013

Referenz 17   Exercise rehabilitation for patients with critical illness: a randomized controlled trial with 12 months of follow-up

Ziel dieser Studie von Denehy et al. (2013), die 76 Patienten/Patientinnen in der Kontrollgruppe und 74 in der Untersuchungsgruppe auf der Intensivstation umfasst hat, ist es gewesen, zu untersuchen, ob ein positiver Effekt durch eine physiotherapiegeführte Rehabilitation auf die funktionelle Leistungsfähigkeit (bewertet mittels 6MWT) und auf die Lebensqualität (bewertet mittels HRQoL) eintritt. Die Intervention hat keinen signifikanten Effekt bis 12 Monate follow-up gezeigt.

Gezielte Trainingstherapie

Outcome	Beurteilung	Signifikanz
Funktionelle Leistungsfähigkeit	6 Minuten Walking Test	nicht signifikant
Lebensqualität	HRQoL	nicht signifikant

Tabelle 3.2 Ergebnisse der Studie 17 von Denehy et al. 2013

Referenz 69   Health-related quality of life and physical recovery after a critical illness: a multi-centre randomised controlled trial of a home-based physical rehabilitation program

Ziel dieser Studie von Elliott et al. (2011), die 98 Patienten/Patientinnen in der Kontrollgruppe und 97 in der Untersuchungsgruppe auf der Intensivstation umfasst hat, ist es gewesen, zu untersuchen, ob ein positiver Effekt durch ein achtwöchiges gezieltes Trainingsprogramm auf die funktionelle Leistungsfähigkeit (bewertet mittels 6MWT) und auf die Lebensqualität (bewertet mittels HRQoL)eintritt. Die Intervention hat keinen signifikanten Effekt bis 26 Wochen follow-up gezeigt.

Acht Wochen gezielte Trainingstherapie nach IPS

Outcome	Beurteilung	Signifikanz
Funktionelle Leistungsfähigkeit	6-Minuten-Walking-Test	nicht signifikant
Lebensqualität	HRQoL	nicht signifikant

Tabelle 3.3 Ergebnisse der Studie 69 von Elliott et al. 2011

Referenz 18   Electrical muscle stimulation preserves the muscle mass of
                       critically ill patients: a randomized study

Ziel dieser Studie von Gerovasili et al. (2009), die 25 Patienten/Patientinnen in der
Kontrollgruppe und 24 in der Untersuchungsgruppe auf der Intensivstation
umfasst hat, ist ein positiver Effekt durch die Anwendung der NMES als
Ersatzbewegungstherapie auf die Prävention des Muskelmasseverlusts zu
untersuchen gewesen. . Es hat sich ein signifikanter Effekt bei der Prävention des
Muskelmasseverlusts, vastus intermedius betreffend (P=0.018), in der
Interventionsgruppe gezeigt, während, rectus femoris betreffend, keine
signifikanten Ergebnisse aufgetreten sind.

Effekte der NMES

Outcome	Beurteilung	Signifikanz
Erhaltung Muskelmasse rectus femoris	P=0.07	nicht signifikant
Erhaltung Muskelmasse vastus intermedius	P=0.018	signifikant

Tabelle 3.4 Ergebnisse der Studie 18 von Gerovasili et al. 2009

Referenz 19   Cognitive and physical rehabilitation of intensive care unit survivors: Results of the RETURN randomized controlled pilot investigation

Ziel dieser Studie von Jackson et al. (2012), die 8 Patienten/Patientinnen in der Kontrollgruppe und 13 in der Untersuchungsgruppe auf der Intensivstation umfasst hat, ist ein positiver Effekt durch ein aerobes Training, nach Spitalentlassung während 12 Wochen zu Hause durchgeführt, auf die kognitive Leistung sowie auf die funktionelle Leistungsfähigkeit zu untersuchen gewesen. Es hat sich ein signifikanter Effekt bei der Verbesserung der kognitiven Leistung ($P<0.01$), mittels TOWER-Test beurteilt, gezeigt, während, die funktionelle Leistungsfähigkeit betreffend, keine signifikanten Ergebnisse aufgetreten sind.

Kognitive und physische Rehabilitation

Outcome	Beurteilung	Signifikanz
Kognition durch TOWER-Test	$P<0.01$	signifikant
Leistungsfähigkeit	$P> 0.05$	nicht signifikant

Tabelle 3.5 Ergebnisse der Studie 19 von Jackson et al. 2012

Referenz 71   Physiotherapy does not prevent, or hasten recovery from, ventilator-associated pneumonia in patients with acquired brain injury

Ziel dieser Studie von Patman et al. (2009), die 72 Patienten/Patientinnen in der Kontrollgruppe und 72 in der Untersuchungsgruppe auf der Intensivstation umfasst hat, ist ein Nulleffekt durch Atemtherapie, Lagerung, manuelle Hyperinflation bei beatmeten Patienten/Patientinnen in Bezug auf die Inzidenz von beatmungsassoziierter Pneumonie, Beatmungsdauer und Intensivstationsaufenthaltsdauer zu analysieren gewesen. Es hat sich kein Effekt mit entsprechender Bestätigung der Arbeitshypothese gezeigt.

Atemtherapie als Prävention der VAP

Outcome	Beurteilung	Signifikanz
Inzidenz von VAP	P=0.46	nicht signifikant
Beatmungsdauer	P=0.18	nicht signifikant
IPS Aufenthaltsdauer	P=0.22	nicht signifikant

Tabelle 3.6 Ergebnisse der Studie 71 von Patman et al. 2009

Referenz 28*   Feasibility of physical and occupational therapy beginning from initiation of mechanical ventilation

Ziel dieser deskriptiven Studie von Pohlmann et al. (2010), die zusätzlich als detaillierte Beschreibung der Interventionsgruppe von Schweicket et. al. (2009) dient, ist es gewesen, die Sicherheit und die Durchführbarkeit der physiotherapeutischen Frühinterventionen auf der Intensivstation (sofort nach der Intubation) bei 49 Patienten/Patientinnen (die eigentlich zur Interventionsgruppe der Studie 20 gehören) zu untersuchen. Diese physiotherapeutischen Interventionen im Bett und außerhalb des Betts in Zusammenhang mit der Aussetzung der Analgosedation haben sich sicher und durchführbar gezeigt, wenn die Zusammenarbeit zwischen Ärzten/Ärztinnen, Pflegepersonal und Physiotherapeuten/Physiotherapeutinnen im Vordergrund steht.

Durchführbarkeit und Sicherheit früh PT auf der IPS

Outcome	Beurteilung	Beurteilung*
Aktivitäten im Bett: Bewegungstherapie, Lagerung,	FIM, Vitalparameter, Beatmungsparameter	sicher und durchfürbar
Aktivitäten aus dem Bett: Stehen, Lehnstuhl, Gehen	FIM, Vitalparameter, Beatmungsparameter	sicher und durchfürbar

Tabelle 3.7 Ergebnisse der Studie 28 Pohlmann et al. 2010 *(Aufgrund des Studiendesigns, es ist nur eine Beurteilung möglich)

Referenz 20   Early physical and occupational therapy in mechanically ventilated, critically ill patients: a randomised controlled trial

Ziel dieser Studie von Schweickert et al. (2009), die 55 Patienten/Patientinnen in der Kontrollgruppe und 49 in der Untersuchungsgruppe auf der Intensivstation umfasst hat, ist ein positiver Effekt durch physiotherapeutische Massnahmen, die zur Frühmobilisation gehören, auf einen selbständigen funktionellen Status bei Spitalentlassung (als primäres Ergebnis) und auf die Dauer von delirium- und ventilatorfreien Tagen (als sekundäres Ergebnis) zu untersuchen gewesen. Es haben sich signifikante positive Effekte in Bezug auf Delirium (P=0.01), funktionelle Leistungsfähigkeit (P=0.05) und ventilatorfreie Tage (P=0.05) in der Interventionsgruppe gezeigt, dagegen sind in Bezug auf die Verbesserung beziehungsweise das Vorhandensein der ICUAW bei Spitalentlassung (P=0.09), auf die Mortalität (P=0053) sowie auf die Intensivstationsaufenthaltsdauer (P=0.08) keine signifikanten Effekte aufgetreten.

Frühe kognitive und Bewegungstherapie

Outcome	Beurteilung	Signifikanz
Delirium IPS %	P=0.02	signifikant
Delirium Spital %	P=0.01	sehr signifikant
funktionelle Leistungsfähigkeit	P=0.05	signifikant
ICUAW bei Spitalentlassung	P=0.09	nicht signifikant
ventilatorfreie Tagen	P=0.05	signifikant
IPS-Aufenthaltsdauer	P=0.08	nicht signifikant
Mortalität	P=0.053	nicht signifikant

Tabelle 3.8 Ergebnisse der Studie 20 von Schweickert et al. 2009

Referenz 21   Effects of Exercise Training on Pulmonary Mechanics and Functional Status in Patients With Prolonged Mechanical Ventilation

Ziel dieser Studie von Chen et al. (2012), die 15 Patienten/Patientinnen in der Kontrollgruppe und 12 in der Untersuchungsgruppe auf der Intensivstation umfasst hat (alle schwer von der Beatmung zu entwöhnen), ist ein positiver Effekt durch kardiorespiratorisches Training, inspiratorisches Muskeltraining und Dehnungsübungen auf die Atemmechanik zu untersuchen gewesen. In der Interventionsgruppe haben sich signifikante Effekte auf das Tidalvolumen (P=0.02) und auf den Rapid Shallow Breathing-Index (P=0.009) gezeigt.

Trainingseffekte auf die Atemmechanik

Outcome	Beurteilung	Signifikanz
Tidalvolumen	P=0.02	signifikant
RSBI (Rapid Shallow Breathing-Index)	P=0.009	sehr signifikant

Tabelle 3.9 Ergebnisse der Studie 21 von Chen et al. 2012

Referenz 72   The Mapleson C circuit clears more secretions than the Laerdal circuit during manual hyperinflation in mechanically-ventilated patients: a randomised cross-over trial

Ziel dieser randomisierten cross-over-Studie von Hodgson et al. (2007), die 10 Patienten/-innen pro Gruppe auf der Intensivstation umfasst hat, ist es gewesen, den Effekt von zwei verschiedenen Systemen, dem Mapleson C und dem Laerda, die bei der manuellen Hyperinflation genutzt werden, auf die Sekretmobilisation, Ventilation und Oxygenation zu vergleichen. Es hat sich eine bessere

Sekretmobilisation bei Mapleson C (P=0.02) gezeigt, aber es ist kein Unterschied in Bezug auf Ventilation und Gasaustausch festzustellen gewesen.

Vergleich Mapleson C und Laerdal-Systeme

Outcome	Beurteilung	Signifikanz
Sekretmobilisation Mapleson C vs Laerdal	P=0.02	signifikant
Resp. Compliance	P=0.81	nicht signifikant
Tidalvolumen	P=0.45	nicht signifikant
Oxygenation	P=0.28	nicht signifikant
CO2-Elimination	P=0.17	nicht signifikant

Tabelle 3.10 Ergebnisse der Studie 72 von Hodgson et al. 2007

Referenz 73   Effect Of Multimodality Chest Physiotherapy On The Rate Of Recovery And Prevention Of Complications In Patients With Mechanical Ventilation: A Prospective Study In Medical And Surgical Intensive Care Units

Ziel dieser Studie von Pattanshetty et al. (2011), die 100 Patienten/Patientinnen in der Kontrollgruppe und 100 in der Untersuchungsgruppe auf der Intensivstation umfasst hat, ist es gewesen, einen positiven Effekt durch erweiterte atemtherapeutische Maßnahmen wie Thoraxvibrationen, manuelle Hyperinflation, Lagerung, Absaugen auf die Prävention von Komplikationen und auf die Erholung zu untersuchen. Es haben sich signifikante Effekte auf die Oxygenation (P<0.001) und auf die Ventilation (P=0.05) gezeigt, während kein Unterschied in Bezug auf die Vitalparameter festzustellen gewesen ist.

Erweiterte Atemtherapie

Outcome	Beurteilung	Signifikanz
Oxygenation	P<0.001	hoch signifikant
Ventilation	P=0.005	sehr signifikant
Vitalparameter	P>0.05	nicht signifikant

Tabelle 3.11 Ergebnisse der Studie 73 von Pattanshetty et al. 2011

Referenz 74   Chest physiotherapy prolongs duration of ventilation in the critically ill ventilated for more than 48 hours

Ziel dieser Studie von Templeton et al. (2011), die 85 Patienten/Patientinnen in der Kontrollgruppe und 87 in der Untersuchungsgruppe auf der Intensivstation umfasst hat, ist es gewesen, einen positiven Effekt durch die alltägliche Atemtherapie an beatmeten Patienten auf die Intensivstationsaufenthaltsdauer, auf die Mortalität und auf die Prävention von beatmungsassoziierter Pneumonie zu untersuchen. Es haben sich keine signifikanten Effekte gezeigt.

Auswirkung der Atemtherapie

Outcome	Beurteilung	Signifikanz
IPS-Aufenthaltsdauer	P=0.78	nicht signifikant
Mortalität	P=0.76	nicht signifikant
Prävention VAP	P=0.13	nicht signifikant

Tabelle 3.12 Ergebnisse der Studie 74 von Templeton al. 2011

Referenz 66   Chair-Sitting   Exercise   Intervention   Does   Not   Improve Respiratory   Muscle   Function   in   Mechanically   Ventilated Intensive Care Unit Patients

Ziel dieser Studie von Chang et al. (2011), die 16 Patienten/Patientinnen in der Kontrollgruppe und 18 in der Untersuchungsgruppe auf der Intensivstation umfasst hat, ist es gewesen, einen positiven Effekt durch die Mobilisation beatmeter Patienten/Patientinnen im Lehnstuhl auf die respiratorische Muskelfunktion zu untersuchen. Es hat sich kein signifikanter Effekt gezeigt.

Outcome	Beurteilung	Signifikanz
respir. Muskelfunktion	P>0.05	nicht signifikant

Tabelle 3.13 Ergebnisse der Studie 66 von Chang et al. 2011

Referenz 67   Extubation   process   in   bed-ridden   elderly   intensive   care patients   receiving   inspiratory   muscle   training: a   randomized clinical trial

Ziel dieser Studie von Cader et al. (2012), die 14 Patienten/Patientinnen in der Kontrollgruppe und 14 in der Untersuchungsgruppe auf der Intensivstation umfasst hat, ist es gewesen, einen positiven Effekt durch ein gerätunterstütztes inspiratorisches Muskeltraining auf den MIP (maximaler inspiratorischer Druck) und auf den Tobin-Index (f/Vt) zu untersuchen. In der Interventionsgruppe haben sich signifikante Effekte auf beide Parameter jeweils mit einem P=0.001 gezeigt.

Outcome	Beurteilung	Signifikanz
MIP	P=0.001	hoch signifikant
Tobin-Index (f/Vt)	P=0.001	hoch signifikant

Tabelle 3.14   Ergebnisse der Studie von Cader et al. 2012

Referenz 68   Inspiratory muscle training improves maximal inspiratory pressure and may assist weaning in older intubated patients: a randomised trial

Ziel dieser Studie von Cader et al. (2010), die 20 Patienten/Patientinnen in der Kontrollgruppe und 21 in der Untersuchungsgruppe auf der Intensivstation umfasst hat, ist es gewesen, einen positiven Effekt durch ein gerätunterstütztes inspiratorisches Muskeltraining auf den MIP (maximaler inspiratorischer Druck) und auf den Tobin-Index (f/Vt) zu untersuchen. In der Interventionsgruppe haben sich signifikante Effekte auf beide Parameter jeweils mit einem P<0.05 gezeigt.

Outcome	Beurteilung	Signifikanz
MIP	P<0.05	signifikant
Tobin-Index (f/Vt)	P<0.05	signifikant

Tabelle 3.15   Ergebnisse der Studie von Cader et al. 2010

Referenz 70   Increasing pressure support does not enhance secretion clearance if applied during manual chest wall vibration in intubated patients: a randomised trial

Ziel dieser Studie von Da Silva-Naue et al. (2011), die 32 Patienten/Patientinnen in der Kontrollgruppe und 34 in der Untersuchungsgruppe auf der Intensivstation umfasst hat, ist es gewesen, einen positiven Effekt durch die Erhöhung der Druckunterstützung mit dem Beatmungsgerät während der manuellen Vibration des Thorax auf das Gewicht des abgesaugten Sekrets, auf die Oxygenation, auf die Atemmechanik (Atemfrequenz, Tidalvolumen, dynamische Compliance Spitzendruck) und auf hämodynamische Werte (mittlerer arterieller Druck und Herzfrequenz) zu untersuchen. Es haben sich keine signifikanten Effekte gezeigt.

Outcome	Beurteilung	Signifikanz
Sekretgewicht	P>0.05	nicht signifikant
Vitalparameter	P>0.05	nicht signifikant

Tabelle 3.16 Ergebnisse der Studie von Da Silva-Naue et al. 2011

Zusammenfassung der Ergebnisse der systematischen Übersicht

Die Ergebnisse dieses Teils werden zusammengefasst und eingeteilt in *statistisch tendenziell signifikant, statistisch signifikant* und *statistisch nicht signifikant*. Wie in der Tabelle 3.17 ersichtlich, zeigen vier Studien (28*, 21, 67, 68) einen statistischen signifikanten Effekt, fünf Studien (18, 19, 20, 65, 73) eine statistisch tendenzielle signifikanten Effekt und sieben Studien (17, 66, 69, 70, 71, 72, 74) keine statistische signifikante Ergebnisse.

statistisch signifikant	statistisch tendenziell signifikant	statistisch nicht signifikant
21	18	17
(28)*	19	66
67	20	69
68	65	70
	73	71
		72
		74

Tabelle 3.17 Zusammenfassung nach statistischer Signifikanz

3.2. Ergebnisse der Metaanalyse

Die nachfolgende Metaanalyse soll in dieser Arbeit dabei unterstützen, die Fragestellung zu beantworten, und ist dadurch als hinführendes Kriterium zu verstehen. Maßstab für die Aufnahme in die Analyse ist, dass die Messwerte vorhanden und definiert sind. Zudem müssen für beide Gruppen (Kontrollgruppe und Interventionsgruppe) zur jeweiligen Hauptzielgröße Mittelwert und Standardabweichung angegeben werden.

Als Zielgrößen werden 6MWT, TUG, Vt, f, MCS, O2, PCS, PImax, SF36v2, f/Vt untersucht, die einen indirekten Hinweis auf den Zustand des Patienten liefern (Verbesserung durch die Intervention) und dadurch nur als Nebenzielgrößen zu beachten sind.

Wenn mehrere Zeitpunkte in der Studie angeführt sind, wird der letzte Zeitpunkt als Endpunkt für die Studie definiert.

6MWT – 6 Minuten Gehtest (Abbildung 3.2.1 und Tabelle 3.18)

Für die Betrachtung des 6MWT (6-Minuten-Gehtest) sind zwei Studien (17 und 69) ausgewählt worden. Die kombinierten Effekt Größen zeigen für den 6MWT ein Hedge's g von 0.03 (95%-Konfidenzintervall: -0.21 bis 0.27). Die Teilergebnisse der beiden Studien können auf Grund der 95%-Konfidenzintervalle ein Effekt nicht nachweisen. Das Ergebnis der beiden Studien insgesamt deutet nicht auf einen Effekt mit. Aus dem Ergebnis lässt sich keine Verbesserun, durch die Therapie ableiten.

TUG – Timed Up and Go Test (Abbildung 3.2.1 und Tabelle 3.18)

Für die Betrachtung des TUG (Timed Up- and Go-Test) ist eine Studie (17) eingeflossen. Die Studie von Linca Denehy (2013) deutet auf einen schwachen Hedge's g von 0.38 (95%-Konfidenzintervall: -0.82 bis 0.06) hin. Aus dem Ergebnis lässt sich ableiten dass durch die Therapie eine tendenziell Verbesserung des TUG möglich ist.

47

Vt – Tidalvolumen (Abbildung 3.2.1 und Tabelle 3.18)

Für die Betrachtung des Vt (Tidalvolumen) sind vier Studien (21, 66, 72, 73) aufgenommen worden. Die Studien von Renu B. Pattanshetty und von Carol Hodgson können eindeutig einen starken Effekt nachweisen mit einem Hedge's g von jeweils 9.18 und 7.36. Bei den anderen Teilergebnissen kann auf Grund der 95%-Konfidenzintervalle ein Effekt nicht nachgewiesen werden. Das Ergebnis der drei Studien insgesamt deutet dagegen auf einen starken Effekt mit einem Hedge's g von = 3.99 (95%-Konfidenzintervall: -1.26 bis 9.23) hin. Aus dem Ergebnis lässt sich ableiten dass durch die Therapie eine Verbesserung des Vt möglich ist.

f – Atemfrequenz (Abbildung 3.2.1 und Tabelle 3.18)

Für die Betrachtung der f (Atemfrequenz) sind drei Studien (21, 66, 70) aufgenommen worden. Bei allen Teilergebnissen der drei Studien kann auf Grund der 95%-Konfidenzintervalle ein Effekt nicht nachgewiesen werden. Das Ergebnis der drei Studien insgesamt deutet nicht auf einen Effekt mit einem Hedge's g von 0.06 (95%-Konfidenzintervall: -0.44 bis 0.33) hin. Aus dem Ergebnis lässt sich ableiten, dass durch die Therapie keine Verbesserung der Atemfrequenz möglich ist.

MCS – Mental Component Score (Abbildung 3.2.1 und Tabelle 3.18)

Für die Betrachtung der MCS (Mental Component Score) sind zwei Studien (17 und 69) ausgewählt worden. Bei allen Teilergebnissen der beiden Studien kann auf Grund der 95%-Konfidenzintervalle ein Effekt nicht nachgewiesen werden. Das Ergebnis der drei Studien insgesamt deutet nicht auf einen Effekt mit einem Hedge's g von 0.11 (95%-Konfidenzintervall: -0.18 bis 0.40) hin. Aus dem Ergebnis lässt sich ableiten, dass durch die Therapie eine tendenziell Verbesserung des der MCS möglich ist.

O2 – SpO2 – periphere Sauerstoffsättigung (Abbildung 3.2.1 und Tabelle 3.18)

Für die Betrachtung der SpO2 (periphere Sauerstoffsättigung) sind zwei Studien (66 und 70) aufgenommen worden. Bei allen Teilergebnissen der beiden Studien kann auf Grund der 95%-Konfidenzintervalle ein Effekt nicht nachgewiesen werden. Das Ergebnis der drei Studien insgesamt deutet nicht auf einen Effekt mit einem Hedge's g von 0.08 (95%-Konfidenzintervall: -0.52 bis 0.37) hin. Aus dem Ergebnis lässt sich ableiten, dass durch die Therapie keine Verbesserung der SpO2 möglich ist.

PCS – Physical Component Score (Abbildung 3.2.1 und Tabelle 3.18)

Für die Betrachtung des PCS (Physical Component Score) sind zwei Studien (17 und 69) aufgenommen worden. Die Teilergebnisse der beiden Studien können auf Grund der 95%-Konfidenzintervalle ein Effekt nicht nachweisen. Das Ergebnis der beiden Studien insgesamt deutet hingegen auf einen schwachen Effekt mit einem Hedge's g von 0.08 (95%-Konfidenzintervall: -0.32 bis 0.16) hin. Aus dem Ergebnis lässt sich ableiten dass durch die Therapie keine Verbesserung der PCS möglich ist.

PImax – maximaler Inspirationsdruck (Abbildung 3.2.1 und Tabelle 3.18)

Für die Betrachtung des PImax (maximaler Inspirationsdruck) sind vier Studien (21, 66, 67 und 68) aufgenommen worden. Die beiden Studie von Samaria Al Cader 2010 und 2012 mit einem Hedge's g von jeweils 2.34 können eindeutig einen strarken Effekt nachweisen (ersichtlich aus den 95%-Konfidenzintervall die die Nulllinie nicht schneiden). Bei den anderen Teilergebnissen kann auf Grund der 95%-Konfidenzintervalle (alle Konfidenzintervalle schneiden die Nulllinie) ein Effekt nicht nachgewiesen werden. Das Ergebnis der vier Studien insgesamt deutet auf einen starken Effekt mit einem Hedge's g von 1.15 (95%-Konfidenzintervall: -0.28 bis 2.59) hin. Aus dem Ergebnis lässt sich ableiten dass durch die Therapie eine statistische tendenziell Zunahme des PImax möglich ist.

SF36v2 – Gesundheits- und Lebensqualitätsfragebogen

(Abbildung 3.2.1 und Tabelle 3.18)

Für die Betrachtung der SF36v2 sind zwei Studien (17, 69) aufgenommen worden. Bei allen Teilergebnissen der beiden Studien kann auf Grund der 95%-Konfidenzintervalle (alle Konfidenzintervalle schneiden die Nulllinie) ein Effekt nicht nachgewiesen werden. Das Ergebnis der beiden Studien insgesamt deutet auf einen schwachen Effekt mit einem Hedge's g von -0.04 (95%-Konfidenzintervall: -0.36 bis 0.28) hin. Aus dem Ergebnis lässt sich ableiten dass durch die Therapie keine Verbesserung der SF36v2 möglich ist.

f/Vt – Tobin Index – RSBI (Rapid Shallow Breathing Index)
(Abbildung 3.2.1 und Tabelle 3.18)

Für die Betrachtung des f/Vt = TI (Tobin-Index) sind fünf Studien (21, 66, 67, 68, 70) worden. Die beiden Studien von Samaria Ali Cader (2010 und 2012) können eindeutig einen starken Effekt nachweisen SMD= jeweils 1.33 (ersichtlich aus den 95%-Konfidenzintervallen, die die Nulllinie nicht schneiden). Bei den anderen Teilergebnissen kann auf Grund der 95%-Konfidenzintervalle (alle Konfidenzintervalle schneiden die Nulllinie) ein Effekt nicht nachgewiesen werden. Das Ergebnis der fünf Studien insgesamt deutet hingegen auf einen schwachen Effekt mit einem Hedge's g von -0.52 (95%-Konfidenzintervall: -1.14 bis 0.09) hin. Aus dem Ergebnis lässt sich ableiten dass durch die Therapie eine statistische tendenziell Verbesserung des f/Vt möglich ist.

Zusammenfassend sind bei fünf Outcomes (Vt, Ti, Plmax, MCS, und TUG) Verbesserungen zu erwarten bei den andern fünf kann abschliessend noch keine Beurteilung erfolgen.

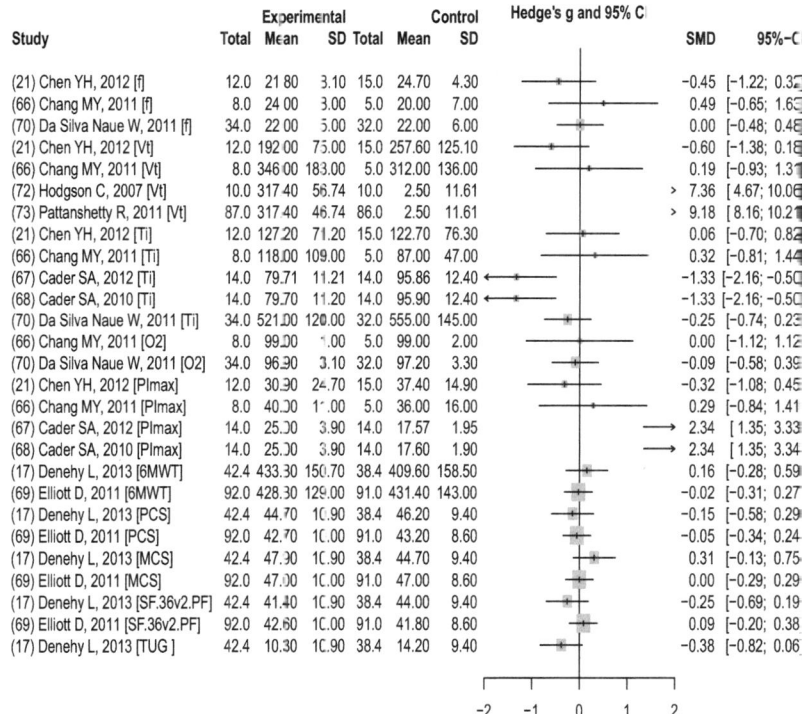

Study	Experimental Total	Mean	SD	Control Total	Mean	SD	SMD	95%-CI
(21) Chen YH, 2012 [f]	12.0	21.80	3.10	15.0	24.70	4.30	-0.45	[-1.22; 0.32]
(66) Chang MY, 2011 [f]	8.0	24.00	3.00	5.0	20.00	7.00	0.49	[-0.65; 1.63]
(70) Da Silva Naue W, 2011 [f]	34.0	22.00	5.00	32.0	22.00	6.00	0.00	[-0.48; 0.48]
(21) Chen YH, 2012 [Vt]	12.0	192.00	75.00	15.0	257.60	125.10	-0.60	[-1.38; 0.18]
(66) Chang MY, 2011 [Vt]	8.0	346.00	183.00	5.0	312.00	136.00	0.19	[-0.93; 1.31]
(72) Hodgson C, 2007 [Vt]	10.0	317.40	56.74	10.0	2.50	11.61	> 7.36	[4.67; 10.06]
(73) Pattanshetty R, 2011 [Vt]	87.0	317.40	46.74	86.0	2.50	11.61	> 9.18	[8.16; 10.21]
(21) Chen YH, 2012 [Ti]	12.0	127.20	71.20	15.0	122.70	76.30	0.06	[-0.70; 0.82]
(66) Chang MY, 2011 [Ti]	8.0	118.00	109.00	5.0	87.00	47.00	0.32	[-0.81; 1.44]
(67) Cader SA, 2012 [Ti]	14.0	79.71	11.21	14.0	95.86	12.40	-1.33	[-2.16; -0.50]
(68) Cader SA, 2010 [Ti]	14.0	79.70	11.20	14.0	95.90	12.40	-1.33	[-2.16; -0.50]
(70) Da Silva Naue W, 2011 [Ti]	34.0	521.00	120.00	32.0	555.00	145.00	-0.25	[-0.74; 0.23]
(66) Chang MY, 2011 [O2]	8.0	99.00	1.00	5.0	99.00	2.00	0.00	[-1.12; 1.12]
(70) Da Silva Naue W, 2011 [O2]	34.0	96.90	3.10	32.0	97.20	3.30	-0.09	[-0.58; 0.39]
(21) Chen YH, 2012 [PImax]	12.0	30.90	24.70	15.0	37.40	14.90	-0.32	[-1.08; 0.45]
(66) Chang MY, 2011 [PImax]	8.0	40.00	11.00	5.0	36.00	16.00	0.29	[-0.84; 1.41]
(67) Cader SA, 2012 [PImax]	14.0	25.00	3.90	14.0	17.57	1.95	→ 2.34	[1.35; 3.33]
(68) Cader SA, 2010 [PImax]	14.0	25.00	3.90	14.0	17.60	1.90	→ 2.34	[1.35; 3.34]
(17) Denehy L, 2013 [6MWT]	42.4	433.30	150.70	38.4	409.60	158.50	0.16	[-0.28; 0.59]
(69) Elliott D, 2011 [6MWT]	92.0	428.30	129.00	91.0	431.40	143.00	-0.02	[-0.31; 0.27]
(17) Denehy L, 2013 [PCS]	42.4	44.70	10.90	38.4	46.20	9.40	-0.15	[-0.58; 0.29]
(69) Elliott D, 2011 [PCS]	92.0	42.70	10.00	91.0	43.20	8.60	-0.05	[-0.34; 0.24]
(17) Denehy L, 2013 [MCS]	42.4	47.30	10.90	38.4	44.70	9.40	0.31	[-0.13; 0.75]
(69) Elliott D, 2011 [MCS]	92.0	47.00	10.00	91.0	47.00	8.60	0.00	[-0.29; 0.29]
(17) Denehy L, 2013 [SF.36v2.PF]	42.4	41.40	10.90	38.4	44.00	9.40	-0.25	[-0.69; 0.19]
(69) Elliott D, 2011 [SF.36v2.PF]	92.0	42.60	10.00	91.0	41.80	8.60	0.09	[-0.20; 0.38]
(17) Denehy L, 2013 [TUG]	42.4	10.30	10.90	38.4	14.20	9.40	-0.38	[-0.82; 0.06]

Abbildung 3.2.1: Forestplot der Gesamtübersicht der betrachteten Zielgrössen. Dargestellt sind die Mittelwerte und Standardabweichungen am jeweiligen Endpunkt der Studien, weiters sind die standardisierten Mittelwertdifferenzen (Hedge's g) sowie deren 95% Konfidenzintervalle abgebildet. Im Forestplot sind die jeweiligen Mittelwerte durch ein Kästchen symbolisiert wobei die Größe die Stichprobengröße symbolisiert. Die durchgezogene Linie visualisiert die Konfidenzintervalle. Parameter die ein g größer 2 aufweisen sind durch Pfeile visualisiert.

Study Name and Outcome	Hedge's g	95% CI
f		
(21) Chen YH, 2012 [f]	-0.45	[0.32 ; -1.22]
(66) Chang MY, 2011 [f]	0.49	[1.63 ; -0.65]
(70) Da Silva Naue W, 2011 [f]	0.00	[0.48 ; -0.48]
Combined effect size		-0.0567 [-0.4417; 0.3283]
Vt		
(21) Chen YH, 2012 [Vt]	-0.60	[0.18 ; -1.38]
(66) Chang MY, 2011 [Vt]	0.19	[1.31 ; -0.93]
(72) Hodgson C, 2007 [Vt]	7.36	[10.06 ; 4.67]
(73) Pattanshetty R, 2011 [Vt]	9.18	[10.21 ; 8.16]
Combined effect size		3.9855 [-1.2622; 9.2332]
Ti		
(21) Chen YH, 2012 [Ti]	0.06	[0.82 ; -0.70]
(66) Chang MY, 2011 [Ti]	0.32	[1.44 ; -0.81]
(67) Cader SA, 2012 [Ti]	-1.33	[-0.50 ; -2.16]
(68) Cader SA, 2010 [Ti]	-1.33	[-0.50 ; -2.16]
(70) Da Silva Naue W, 2011 [Ti]	-0.25	[0.23 ; -0.74]
Combined effect size		-0.5222 [-1.1359; 0.0915]
O2		
(66) Chang MY, 2011 [O2]	0.00	[1.12 ; -1.12]
(70) Da Silva Naue W, 2011 [O2]	-0.09	[0.39 ; -0.58]
Combined effect size		-0.0781 [-0.5215; 0.3653]
Pimax		
(21) Chen YH, 2012 [PImax]	-0.32	[0.45 ; -1.08]
(66) Chang MY, 2011 [PImax]	0.29	[1.41 ; -0.84]
(67) Cader SA, 2012 [PImax]	2.34	[3.33 ; 1.35]
(68) Cader SA, 2010 [PImax]	2.34	[3.34 ; 1.35]
Combined effect size		1.1506 [-0.2839; 2.5850]
6MWT		
(17) Denehy L, 2013 [6MWT]	0.16	[0.59 ; -0.28]
(69) Elliott D, 2011 [6MWT]	-0.02	[0.27 ; -0.31]
Combined effect size		0.0316 [-0.21; 0.2732]
PCS		
(17) Denehy L, 2013 [PCS]	-0.15	[0.29 ; -0.58]
(69) Elliott D, 2011 [PCS]	-0.05	[0.24 ; -0.34]
Combined effect size		-0.0815 [-0.323; 0.1601]
MCS		
(17) Denehy L, 2013 [MCS]	0.31	[0.75 ; -0.13]
(69) Elliott D, 2011 [MCS]	0.00	[0.29 ; -0.29]
Combined Effect szise		0.1094 [-0.1811; 0.3999]
[SF.36v2.PF		
(17) Denehy L, 2013 [SF.36v2.PF]	-0.25	[0.19 ; -0.69]
(69) Elliott D, 2011 [SF.36v2.PF]	0.09	[0.38 ; -0.20]
Combined effect size		-0.0416 [-0.3621; 0.2788]
TUG		
(17) Denehy L, 2013 [TUG]	-0.38	[0.06 ; -0.82]
Combined Effect szise		-0.3781 [-0.8188; 0.0626]

Tabelle 3.18: Darstellung der Hedge's g für jeden Messpunkt. Combinierte Effekt-Größe geschätzt über das *random effect model*.

4   **Diskussion**

Die Arbeitshypothesen dieser Arbeit lauten:

H1: Die funktionellen und physiologischen Ergebnisse der Frühmobilisation auf der Intensivstation sind wissenschaftlich belegbar.

H2: Die Interventionen, die zur Frühmobilisation auf der Intensivstation gehören sind sicher, durchführbar und führen zu einer psychischen und funktioneller Verbesserung.

In dieser systematischen Übersichtsarbeit wurden verschiedene physiotherapeutische Maßnahmen auf der Intensivstation, die zur Frühmobilisation gehören und deren Effekt auf diverse Ergebnisse untersucht. In Bezug auf die gestellten Forschungfragen und aufgrund der ausgewählten Studien und deren Heterogenität werden zunächst vier Aspekte betrachtet:

- Sicherheit und Durchführbarkeit

- funktionelle Leistungsfähigkeit

- Kognition und Lebensqualität

- Muskelkraft (resiratorische und Skelettmuskulatur betreffend)

Schlussfolgerungen werden die Arbeit abschließen.

Sicherheit und Durchführbarkeit

Die Mobilisation sowie die physiotherapeutischen Maßnahmen, die die Frühmobilisation umfassen, werden in den Studien von Cader et al., 2010 und 2012 (67, 68) ab zehn Tagen, in der Studie von Gerovasili et al., 2009 (18) ab neun Tagen, in den Studien von Chen et al., 2012 (21), von Pattanshetty et al. 2011 (73), von Patman et al., 2009 (71), von da Silva-Naue et al.. 2011 (70) ab einer Woche, in den Studien von Chang et al., 2011 (66), von Templeton et al.

2007 (74) ab 72 Stunden nach der Intubation der intensivbeatmeten Patienten/Patientinnen vorgeschlagen. Die Studien von Schweickert et al. 2009 (20) und von Pohlmann et al. 2010 (28) führen zu der Annahme, dass schon ab 48 Stunden nach der Intubation Maßnahmen sicher und durchführbar sind. Die Autoren haben hämodynamische, respiratorische und kognitive Kriterien a priori festgestellt, um die Sicherheit der Patienten/Patientinnen gewährleisten und die Dosierung der Intervention anpassen zu können.

Funktionelle Leistungsfähigkeit

Die Studien von Denehy et al., 2013 (17), Elliott et al., 2011 (69) und Jackson et al., 2012 (19) können keine signifikante Verbesserung belegen, wobei diese Ergebnisse jeweils mittels 6-Minuten-Gehtest (17, 69) und Timed Up and Go (69) beurteilt worden sind. Außerdem ist in der Studie (17) ein a priori-Wert gesetzt worden, der durch die metaanalytische Betrachtung auf keine beträchtliche Verbesserung hindeutet. Insgesamt besser ist die funktionelle Leistungsfähigkeit in der Studie von Schweickert et al. 2009 (20) mittels Barthel-Index beurteilt worden, in der eine Verbesserung belegt werden kann.

Kognition und Lebensqualität

Auch in Bezug auf die Kognition und Lebensqualität können die Studien von Denehy et al., 2013 (17), Elliott et al., 2011 (69) keine Verbesserung belegen, während die Studie von Jackson et al., 2012 (19), in der die Egebnisse mittels TOWER statt SF36v2 beurteilt worden sind, eine Verbesserung in diesem Bereich belegen kann. Diesbezüglich weisen die Ergebnisse der metaanalytischen Betrachtung keine Verbesserung aus. In Bezug auf die Dauer des Deliriums kann die Studie von Schweickert et al. 2009 (20) hingegen eine Verbesserung ausweisen.

Muskelkraft

Um den negativen Auswirkungen der forcierten Bettruhe auf die Muskulatur vorzubeugen, können Gerovalisi et al. 2009 (18) und Abu Khaber et al. 2013 (65) nachweisen dass durch die neuromuskuläre Elektrostimulation dem Muskelfaserverlust vorgebeugt sowie die Entwöhnung von Beatmungsgerät gefördert werden kann. In Bezug auf die Atemmechanik haben Chen et al., 2012 (21), Pattanshetty et al., 2011 (73), Cader et al., 2010 und 2012 (67, 68), Pohlmann et al. 2010 (28) und Schweickert et al. 2009 (20) eine Verbesserung der maximalen Inspirationskraft, des Tobin-Index (RSBI), des Tidalvolumens und der Beatmungsdauer durch verschiedene Interventionen belegen können.

Zur Beantwortung der Forschungsfragen bezieht sich der Autor hauptsächlich auf die Studie von Schweickert et al. 2009 (20), die zeigt, dass verschiedene früh angewendete physiotherapeutische Maßnahmen an beatmeten Patienten/Patientinnen auf der Intensivstation zu einer statistisch signifikanten Verbesserung in Bezug auf funktionelle und psychische Ergebnisse führen. Es bestätigt sich damit, dass die Frühmobilisation, als erweitertes Konzept zu verstanden, zu einer signifikanten Verbesserung von Muskelkraft in Bezug auf Barthel-Index Score (75 gegen 55; P=0.05), selbständiger Leistungsfähigkeit (59% gegen 35%; P=0.02) und ventilatorfreien Tagen (3.4 gegen 6.1; P=0.02) sowie vor Delirium (33% gegen 57%; P=0.02) führt. Die Ergebnisse der Metaanalyse bestätigen diese Resultate in Bezug auf die Muskelkraft (respiratorische und Skelettmuskulatur) und auf die funktionelle Leistungsfähigkeit. Aufenthaltsdauer und Mortalität sowohl auf der Intensivstation als auch im Krankenhaus betreffend, hat sich keine statistisch relevante Verbesserung gezeigt. Auf jeden Fall ist durch diese Therapie nicht mit negativen Folgen zu rechnen. Zudem ensteht durch die Frühmobilisation kein Nachteil für die Patienten/Patientinnen, da der positive Effekt überwiegt. Als limitierender Faktor zeigt sich deutlich der Mangel an randomisierten kontrollierten Studien, was dem Thema der Arbeit entspricht. Die Frühmobilisation auf der Intensivstation ist als interdisziplinäres Verfahren zu verstehen, bei dem nur die Zusammenarbeit von qualifizierten Physiotherapeuten/Physiotherapeut nnen, Pflegepersonal und Ärzten/Ärztinnen im Vordergrund steht und Erfolg bringt. In Anbetracht dessen ist die Erstellung von interdisziplinären Behandlungspfaden ersprießlich und optimiert die Einstufung und die entsprechende Behandlung sowie die Sicherheit dieser Patienten/Patientinnen. Schließlich umfassen die in dieser Arbeit untersuchten RCTs ca.1300 Patienten/Patientinnen. Es besteht noch Forschungsbedarf, dementsprechend sollten noch Untersuchungen mittels RCTs überwiegend in Bezug auf Aufenthaltsdauer, Lebensqualität, Mortalität durchgeführt werden. Nach vorliegenden Ergebnissen lässt sich der Effekt der Frühmobilisation durch die angeführten Studien belegen. Die Interventionen, die zur Frühmobilisation gehören, sind damit sicher und durchführbar, und ihre interdisziplinäre Anwendung auf der Intensivstation führt damit zu einer Verbesserung der Kognition und der Leistungsfähigkeit der Patienten/Patientinnen.

5   **Literaturverzeichnis**

1.   Helliwell TR, Wilkinson A, Griffiths RD, McClelland P, Palmert TEA, Bone
      JM. Muscle fiber atrophyin critically ill patients is associated with the loss of
      myosin filaments and the presence of lysosomal enzymes and ubiquitin.
      Neuropath Appl Neurobiol.1998;24:507-17.

2.   Liberati A, Altman DG, Tetzlaff J, Mulrow C, Gotzsche PC, Ioannidis JPA, et
      al. The PRISMA statement for reporting systematic reviews and meta-
      analyses of studies that evaluate healthcare interventions: explanation and
      elaboration. BMJ. 2009;339:b2700–0.

3.   Hamburg NM, McMackin CJ, Huang AL, Shenouda SM, Widlansky ME,
      Schulz E, et al. Physical inactivity rapidly induces insulin resistance and
      microvascular dysfunction in healthy volunteers. Arteriosclerosis,
      Thrombosis, and Vascular Biology. 2007;27(12):2650–6.

4.   Sherrington C, Herbert RD, Maher CG, Moseley AM. PEDro. A database of
      randomized trials and systematic reviews in physiotherapy. Manual
      Therapy. 2000;5(4):223–6.

5.   Maher CG, Sherrington C, Herbert RD, Moseley AM, Elinkins M. Reliability
      of the pedro scale for rating quality of randomized controlled trials. Phys
      Ther. 2003;83:713-721.

6.   De Morton NA. The pedro scale is a valid measure of the methodological
      quality of clinical trials: a demographic study. Austr J Physiother.
      2009;55:129-33.

7.   Maramattom BV, Wijdicks EFM. Acute neuromuscular weakness in the
      intensive care unit. Crit Care Med. 2006;34(11):2835–41.

8.   Stevens RD, Dowdy DW, Michaels RK, Mendez-Tellez PA, Pronovost PJ,
      Needham DM. Neuromuscular dysfunction acquired in critical illness: a
      systematic review. Intensive Care Med. 2007;33(11):1876–91.

9.   Tennilä A, Salmi T, Pettilä V, Roine RO, Varpula T, Takkunen O. Early signs of critical illness polyneuropathy in icu patients with systemic inflammatory response syndrome or sepsis. Intensive Care Med. 2014;26(9):1360–3.

10.   De Jonghe B, Sharshar T, Lefaucheur JP, Authier FJ, Durand-Zaleski I, Boussarsar M, et al. Paresis acquired in the intensive care unit. A prospective multicenter study. JAMA. 2002;288(22):2859-67.

11   Puthucheary Z, Harridge S, Hart N. Skeletal muscle dysfunction in critical care: Wasting, weakness, and rehabilitation strategies. Crit Care Med. 2010;38:S676–82.

12.   Hermans G. De Jonghe B, Bruyninckx F, Van den Berghe G. Interventions for preventing critical illness polyneuropathy and critical illness myopathy. Cochrane database of systematic reviews. 2014;1:1–68.

13.   Nice Sugar Study Investigators. Intensiv versus conventional glucose control in critically ill patients. N Engl J Med. 2009;360(13):1287-97

14.   Paddon-Jones D, Sheffield-Moore M, Urban RJ, Sanford AP, Aarsland A, Wolfe RR, et al. Essential Amino Acid and Carbohydrate Supplementation Ameliorates Muscle Protein Loss in Humans during 28 Days Bedrest. The Journal of Clinical Endocrinology & Metabolism. 2004;89(9):4351–58.

15.   Paddon-Jones D, Sheffield-Moore M, Cree MG, Hewlings SJ, Aarsland A, Wolfe RR, et al. Atrophy and Impaired Muscle Protein Synthesis during Prolonged Inactivity and Stress. The Journal of Clinical Endocrinology & Metabolism. 2006;91(12):4836–41.

16.   De Jonghe B, Lacherade J-C, Sharshar T, Outin H. Intensive care unit-acquired weakness: Risk factors and prevention. Crit Care Med. 2009;37:S309–15.

17.   Denehy L, Skinner EH, Edbrooke L, Haines K, Warrillow S, Hawthorne G, et al. Exercise rehabilitation for patients with critical illness: a randomized controlled trial with 12 months of follow-up. Critical Care. 2013;17(4):1–12.

18. Gerovasili V, Stefanidis K, Vitzilaios K, Karatzanos E, Politis P, Koroneos A, et al. Electrical muscle stimulation preserves the muscle mass ofcritically ill patients: a randomized study. Crit Care. 2009;13(5):1–8.

19. Jackson JC, Ely EW, Morey MC, Anderson VM, Denne LB, Clune J, et al. Cognitive and physical rehabilitation of intensive care unit survivors. Crit Care Med. 2012;40(4):1088– 97.

20. Schweickert WD, Pohlman MC, Pohlman AS, Nigos C, Pawlik AJ, Esbrook CL, et al. Early physical and occupational therapy in mechan cally ventilated, critically ill patients: a randomised controlled trial. Lancet. 2009;373:1874–82.

21 Chen YH, Lin HL, Hsiao HF, Chou LT, Kao KC, Huang CC, et al. Effects of exercise training on pulmonary mechanics and functional status in patients with prolonged mechanical ventilation. Respir Care. 2012;57(5):727–34.

22. Herridge MS, Cheung AM, Tansey CM, Matte-Martyn A, Diaz-Granados N, Al-Saidi F, et al. One-year outcomes in survivors of the acute respiratory distress syndrome. N Engl J Med. 2003;348(8):683-93.

23. Herridge MS, Tansey CM, Matté A, Tomlinson G, Diaz-Granados N, Cooper A, et al. Functional disability 5 years after acute respiratory d stress syndrome. N Engl J Mec. 2011;364(14):1293-03.

24. Iwashyna TJ, Ely EW, Smith DM, Langa KM. Long-term cognitive impairmentand functional disability among survivorsof severe sepsis. JAMA. 2010;304(16):1787-94.

25. Dock W. The evil sequelae of complete bed rest. JAMA. 1944;125(16):1083–85.

26. Powers J. The abuse of rest as a therapeutic measure in surgery. JAMA. 1944;125(16):1079–83.

27. Harrison TR. Abuse of rest as a therapeutic measure for patients with cardiovascular disease. JAMA. 1944;125(16):1075–77.

28. Pohlman MC, Schweickert WD, Pohlman AS, Nigos C, Pawlik AJ, Esbrook CL, et al. Feasibility of physical and occupational therapy beginning from initiation of mechanical ventilation. Crit Care Med. 2010;38(11):2089–94

29. Bailey P, Thomsen GE, Spuhler VJ, Blair R, Jewkes J, Bezdjian L, et al. Early activity is feasible and safe in respiratory failure patients. Crit Care Med. 2007;35(1):139–45.

30. Bourdin G, Barbier J, Burle JF, Durante G, Passant S, Vincent B, et al. The feasibility of early physical activity in intensive care unit patients: a prospective observational one-center study. Respir Care. 2010;55(4):400–7.

31. Garzon-Serrano J, Ryan C, Waak K, Hirschberg R, Tully S, Bittner EA et al. Early mobilization in critically ill patients: Patients' mobilization level depends on health care provider's profession. PM&R. 2011;3:307–13.

32. Perne CS, Southard RE, Joyce DL, Noon GP, Loebe M. Early mobilization of lvad recipients. Texas Heart Institute Journal. 2006;33(2):130-33.

33. Garcia JP, Iacono A, Kon ZN, Griffith BP. Ambulatory extracorporeal membrane oxygenation: a new approach for bridge-to-lung transplantation. J Thorac Cardiovasc Surg. 2010;139(6):e137-39.

34. Turner DA, Cheifetz IM, Rehder KJ, Williford WL, Bonadonna D, Banuelos SJ, et al. Active rehabilitation and physical therapy during extracorporeal membrane oxygenation while awaiting lung transplantation: a practical approach. Crit Care Med. 2011;39(12):2593-98.

35. Stevens RD, Marshall SA, Cornblath DR, Hoke A, Needham DM, de Jonghe B, et al. A framework for diagnosing and classifying intensive care unit-acquired weakness. Crit Care Med. 2009;37:S299–S308.

36. Markandaya M, Stein DM, Menaker J. Acute treatment options for spinal cord injury. Curr Treat Options Neurol. 2012;14:175–87.

37. Lang CH, Frost RA, Vary TC. Regulation of muscle protein synthesis during

sepsis and inflammation. Am J Physiol Endocrinol Metab. 2007;293(2):E453–E459.

38. Vary TC, Kimball SR. Sepsis-induced changes in protein synthesis: differential effects on fast- and slow-twitch muscles. Am J Physiol.1992;262:C1513–19.

39. Needham DM, Korupolu R, Zanni JM, Pradhan P, Colantuoni E, Palmer JB, et al. Early physical medicine and rehabilitation for patients with acute respiratory failure: a quality improvement project. Arch Phys Med Rehabil. 2010;91(4):536–42.

40. Needham DM. Mobilizing patients in the intensive care unit. Improving neuromuscular weakness and physical function. JAMA. 2008;300(14):1685–90.

41. Burtin C, Clerckx B, Robbeets C, Ferdinande P, Langer D, Troosters T, et al. Early exercise in critically ill patients enhances short-term functional recovery. Crit Care Med. 2009;37(9):2499–505.

42. Massie K, O'Keefe L, Stott SA. Wiihab in intensive care. Anesth. 2010;65:750-51.

43. Kho ME, Damluji A, Zanni JM, Needham DM. Feasibility and observed safety of interactive video games for physical rehabilitation in the intensive care unit: A case series. J Crit Care. 2012;27:219.e1–e6.

44. Ely EW, Truman B, Shintani A, Thomason JWW, Wheeler AP, Gordon S, et al. Monitoring sedation status over time in icu patients. Reliability and validity of the richmond agitation-sedation scale. JAMA. 2003;289(22):2983–91.

45. Sessler CN, Gosnell MS, Grap MJ, Brophy GM, O'Neal PV, Keane KA, et al. The richmond agitation–sedation scale. Am J Respir Crit Care Med. 2002;166(10):1338–44.

46. Vincent J-L, Norrenberg M. Intensive care unit-acquired weakness: Framing the topic. Crit Care Med. 2009;37:S296–8.

47.   Herridge MS. Long-term outcomes after critical illness. Curr Op Crit Care. 2002;8:331-36.

48.   Sidiras G, Gerovalisi V, Patsaki I, Karatzanos E, Papadopoulos E, Markaki V, et al. Short and long term outcomes of icu acquired weakness. Health Sci Jour. 2013;7(2):188-200.

49.   Fan E. Critical illness neuromyopathy and the role of physical therapy and rehabilitation in critically ill patients. Respir Care. 2012;57(6):933–46.

50.   Saxena MK, Hodgson CL. Intensive care unit acquired weakness. Anest Int Care Med. 2012;13(4):145-47.

51.   Batt J, Santos dos CC, Cameron JI, Herridge MS. Intensive care unit– acquired weakness. Am J Respir Crit Care Med. 2013;187(3):238–46.

52.   Appleton R, Kinsella J. Intensive care unit-acquired weakness. Continuing Education in Anaesthesia, Critical Care & Pain. 2012;12(2):62–6.

53.   Salisbury LG, Merriweather JL, Walsh TS. Rehabilitation after critical illness: could a ward-based generic rehabilitation assistant promote recovery? Nurs Crit Care. 2010;15(2):57-65.

54.   MacIntyre NR. Chronic critical illness: the growing challenge to health care. Respir Care. 2012;57(6):1021–7.

55.   Kayambu G, Boots RJ, Paratz JD. Early rehabilitation in sepsis: a prospective randomised controlled trial investigating functional and physiological outcomes: the i-perform trial. Anesthesiol. 2011;11(21):1-11.

56.   Cox CE. Persistent systemic inflammation in chronic critical illness. Respir Care. 2012;57(6):859–66.

57.   Mendez-Tellez PA, Needham DM. Early physical rehabilitation in the icu and ventilator liberation. Respir Care. 2012;57(10):1663–69.

58.   Chen YH, Lin HL, Hsiao HF, Chou LT, Kao KC, Huang CC, et al. Effects of exercise training on pulmonary mechanics and functional status in patients

with prolonged mechanical ventilation. Respir Care. 2012;57(5):727–34.

59. Gruther W, Benesch T, Zorn C, Paternostro-Sluga T, Quittan M, Fialka-Moser V, et al. Muscle wasting in intensive care patients: ultrasound observation of the m. quadriceps femoris muscle layer. Acta Derm Venereol. 2008;40(3):185–9.

60. Lipshutz AKM, Gropper MA. Acquired neuromuscular weakness and early mobilization in the intensive care unit. Anesthesiol. 2013;118(1):202-15.

61. Van Nieuwenhoven CA, Vandenbroucke-Grauls C, Van Tiel FH, Joore HCA, Strack van Schijndel RJM, Van der Tweel I, et al. Feasibility and effects of the semirecumbent position to prevent ventilator-associated pneumonia: a randomized study. Crit Care Med. 2006;34(2):396-02.

62. Poulsen JB, Möller K, Jensen CV, Weisdorf S, Kehlet H, Perner A. Effect of transcutaneous electrical muscle stimulation on muscle volume in patients with septic shock. Crit Care Med. 2011;39(3):456–61.

63. Poulsen JB, Rose MH, Jensen BR, Møller K, Perner A. Biomechanical and nonfunctional assessment of physical capacity in male icu survivors. Crit Care Med. 2013;41(1):93– 101.

64. Unoki T, Kawasaki Y, Mizutani T, Fujino Y, Yanagisawa Y, shimatsu S, et al. Effects of expiratory rib-cage compression on oxygenation, ventilation, and airway-secretion removal in patients receiving mechanical ventilation. Resp Care. 2005;50(11):1430-37.

65. Abu-Khaber HA, Zaki-Abouelela AM, Abdelkarim EM. Effect of electrical muscle stimulation on prevention of icu acquired muscle weakness and facilitating weaning from mechanical ventilation. Alex Journ Med. 2013;49:309-15.

66. Chang MY, Chang LY, Huang YC, Lin KM, Cheng CH. Chair-sitting exercise intervention does not improve respiratory muscle function in mechanically ventilated intensive care unit patients. Respir Care. 2011;56(10):1533–8.

67. Cader SA, De Souza Vale RG, Zamora VE, Costa CH, Dantas EHM. Extubation process in bed-ridden elderly intensive care patients receiving inspiratory muscle training: a randomized clinical trial. Clin Interv Aging. 2012;7:437-43.

68. Cader SA, De Souza Vale RG, Castro JC, Bacelar SC, Biehl C, Gomes MCV, et al. Inspiratory muscle training improves maximal inspiratory pressure and may assist weaning in older intubated patients: a randomised trial. Jour Physiother. 2011;56(3):171–7.

69. Elliott D, McKinley S, Alison J, Aitken LM, King M, Leslie GD, et al. Health-related quality of life and physical recovery after a critical illness: a multi-centre randomised controlled trial of a home-based physical rehabilitation program. Crit Care 2011;15(3):R142.

70. Da Silva Naue W, Texeira da Silva AC, Güntzel AM, Condessa RL, Pinheiro de Oliveira R, Rios Vieira SR. Increasing pressure support does not enhance secretion clearance if applied during manual chest wall vibration in intubated patients: a randomised trial. Jour Physiother. 2011;57:21-5.

71. Patman S, Jenkins S, Stiller K. Physiotherapy does not prevent, or hasten recovery from, ventilator-associated pneumonia in patients with acquired brain injury. Intensive Care Med. 2008;35(2):258–65.

72. Hodgson C, Ntoumenopoulos G, Dawson H, Paratz J. The Mapleson C circuit clears more secretions than the Laerdal circuit during manual hyperinflation in mechanically-ventilated patients: a randomised cross-over trial. Aust J Physiother. 2007;53(1):33–8.

73. Pattanshetty R, Gaude G. Effect of multimodality chest physiotherapy on the rate of recovery and prevention of complications in patients with mechanical ventilation: A prospective study in medical and surgical intensive care units. Indian J Med Sci. 2011;65(5):175.

74. Templeton M, Palazzo MGA. Chest physiotherapy prolongs duration of ventilation in the critically ill ventilated for more than 48 hours. Intensive Care Med. 2007;33(11):1938– 45.

75. Schefold JC, Bierbrauer J, Weber-Carstens S. Intensive care unit acquired weakness (icuaw) and muscle wasting in critically ill patients with severe sepsis and septic shock. J Cachexia Sarcopenia Muscle. 2010;1(2):147–57.

76. Weisbrodt L, McKinley S, Marshall AP, Cole L, Seppelt IM, Delaney A. Daily interruption of sedation in patients receiving mechanical ventilation. Am J Crit Care. 2011;20:e90-e98.

77. Zafiropoulos B, Alison JA, McCarren B. Physiological responses to the early mobilisation of the intubated, ventilated abdominal surgery patient. Aust J Physiother. 2004;50(2):95–100.

78. Williams TA, Leslie GD, Bingham R, Brearley L. Optimizing seating in the intensive care unit for patients with impaired mobility. Am J Crit Care. 2011;20:e19-e27.

79. Parke RL, McGuinness SP, Eccleston ML. A preliminary randomized controlled trial to assess effectiveness of nasal high-flow oxygen in intensive care patients. Resp Care. 2011;56(3):265-70.

80. Mikkelsen ME, Christie JD, Lanken PN, Biester RC, Thompson BT, Bellamy SL, et al. The adult respiratory distress syndrome cognitive outcomes study. Am J Respir Crit Care Med. 2012;185(12):1307–15.

81. Clini EM, Crisafulli E, Antoni FD, Beneventi C, Trianni L, Costi S, et al. Functional recovery following physical training in tracheotomized and chronically ventilated patients. Respir Care. 2011;56(3):306–13.

82. Hedges LV. Distribution theory for Glass's estimator of effect size and related estimators. J Edu stat. 1981;6(2):107–128.

83. R Core Team. R: A language and environment for statistical computing. R Foundation for Statistical Computing, Venna, Austria.2014 Erhältlich von: http://www.R-project.org/#

6 Anhang

Reference	Time	Measure	Control n post	n prä	m post	m prä	sd post	sd prä	Exp. n post	n prä	m post	m prä	sd post	sd prä	Diff. Control n	m	sd	Diff. Exp. n	m	sd
(21) Chen YH, 2012	1	f	15	15	25	28	4.3	4.9	12	12	21.8	24	8.1	7.4	15	2.9	4.6	12	2.5	7.8
(66) Chang MY, 2011	1	f	16	16	22	25	8	9	18	18	26	27	7	7	16	3	8.5	18	1	7
(66) Chang MY, 2011	2	f	16	16	25	24	7	8	18	18	21	23	7	8	16	-1	7.5	18	2	7.5
(66) Chang MY, 2011	3	f	16	16	25	26	7	8	18	18	22	24	9	8	16	1	7.5	18	2	8.5
(66) Chang MY, 2011	4	f	12	12	24	25	6	7	15	15	22	23	7	8	12	1	6.5	15	1	7.5
(66) Chang MY, 2011	5	f	10	10	22	24	6	6	11	11	24	24	8	9	10	2	6	11	0	8.5
(66) Chang MY, 2011	6	f	5	5	20	23	7	6	8	8	24	22	8	9	5	3	6.5	8	-2	8.5
(70) Da Silva Naue W, 2011	1	f	32	32	22	20	6	5	34	34	22	22	5	6	32	-2	5.5	34	0	5.5
(21) Chen YH, 2012	1	Vt	15	15	258	230	125.1	95.6	12	12	192	143	75	79.4	15	-28	111	12	-49	77.2
(66) Chang MY, 2011	1	Vt	16	16	253	226	119	73	18	18	285	260	203	157	16	-27	98.7	18	-25	182
(66) Chang MY, 2011	2	Vt	16	16	271	279	203	166	18	18	288	266	171	171	16	8	185	18	-22	171
(66) Chang MY, 2011	3	Vt	16	16	292	279	127	117	18	18	292	258	187	175	16	-13	122	18	-34	181
(66) Chang MY, 2011	4	Vt	12	12	295	298	126	116	15	15	320	281	176	163	12	3	121	15	-39	170
(66) Chang MY, 2011	5	Vt	10	10	287	293	136	118	11	11	337	301	172	170	10	6	127	11	-36	171
(66) Chang MY, 2011	6	Vt	5	5	312	309	136	112	8	8	346	306	183	166	5	-3	125	8	-40	175
(21) Chen YH, 2012	1	Ti	15	15	123	136	76.3	48.8	12	12	127.2	162	71.2	70.1	15	13.5	64	12	35	70.7
(66) Chang MY, 2011	1	Ti	16	16	113	126	67	78	18	18	142	146	99	108	16	13	72.7	18	4	104
(66) Chang MY, 2011	2	Ti	16	16	132	102	87	51	18	18	124	142	107	116	16	-30	71.3	18	18	112
(66) Chang MY, 2011	3	Ti	16	16	102	111	52	60	18	18	132	153	108	119	16	9	56.1	18	21	114
(66) Chang MY, 2011	4	Ti	12	12	94	102	47	47	15	15	115	129	98	110	12	8	47	15	14	104
(66) Chang MY, 2011	5	Ti	10	10	90	95	47	48	11	11	114	131	99	117	10	5	47.5	11	17	108
(66) Chang MY, 2011	6	Ti	5	5	87	88	47	47	8	8	118	116	109	108	5	1	47	8	-2	109
(67) Cader SA, 2012	1	Ti	14	14	96	82	12.4	6.9	14	14	79.7	74	11.2	8.8	14	-14	10	14	-6.1	10.1
(68) Cader SA, 2010	1	Ti	14	14	96	82	12.4	6.9	14	14	79.7	74	11.2	8.8	14	-14	10	14	-6.1	10.1
(70) Da Silva Naue W, 2011	1	Ti	32	32	555	522	145	119	34	34	521	465	120	88	32	-33	133	34	-56	105
(66) Chang MY, 2011	1	O2	16	16	99	99	1	1	18	18	99	100	1	1	16	0	1	18	1	1
(66) Chang MY, 2011	2	O2	16	16	100	99	1	1	18	18	100	100	1	1	16	-1	1	18	0	1
(66) Chang MY, 2011	3	O2	16	16	100	99	1	1	18	18	100	100	1	1	16	-1	1	18	0	1
(66) Chang MY, 2011	4	O2	12	12	100	99	1	1	15	15	100	99	1	1	12	-1	1	15	-1	1
(66) Chang MY, 2011	5	O2	10	10	99	99	2	1	11	11	100	99	1	1	10	0	1.6	11	-1	1
(66) Chang MY, 2011	6	O2	5	5	99	99	2	1	8	8	99	99	1	1	5	0	1.6	8	0	1

Reference	Time	Measure	Control n post	n prä	m post	m prä	sd post	sd prä	Exp. n post	n prä	m post	m prä	sd post	sd prä	Diff. Control n	m	sd	Diff. Exp. n	m	sd
(70) Da Silva Naue W, 2011	1	O2	32	32	97	98	3.3	2.8	34	34	96.9	97	3.1	2.5	32	0.4	3.1	34	0	2.8
(21) Chen YH, 2012	1	PImax	15	15	37	32	14.9	15.5	12	12	30.9	28	24.7	17.8	15	-5.3	15.2	12	-2.6	21.5
(66) Chang MY, 2011	1	PImax	16	16	22	22	14	12	18	18	20	30	13	13	16	0	13	18	10	13
(66) Chang MY, 2011	2	PImax	16	16	28	26	17	15	18	18	31	33	8	10	16	-2	16	18	2	9.1
(66) Chang MY, 2011	3	PImax	16	16	32	32	17	15	18	18	33	31	10	9	16	0	16	18	-2	9.5
(66) Chang MY, 2011	4	PImax	12	12	36	34	16	14	15	15	36	32	14	14	12	-2	15	15	-4	14
(66) Chang MY, 2011	5	PImax	10	10	36	34	17	15	11	11	41	36	11	13	10	-2	16	11	-5	12
(66) Chang MY, 2011	6	PImax	5	5	36	34	16	15	8	8	40	36	11	13	5	-2	15.5	8	-4	12
(67) Cader SA, 2012	1	PImax	14	14	18	15	1.9	2.2	14	14	25	15	3.9	2.6	14	-2.3	2.1	14	-9.9	3.3
(68) Cader SA, 2010	1	PImax	14	14	18	15	1.9	2.2	14	14	25	15	3.9	2.6	14	-2.3	2.1	14	-9.9	3.3
(17) Denehy L, 2013	90	6MWT	52	58	382	188	139.4	126.1	49	57	384.5	146	147.9	79.4	52	-194	133	49	-238	116
(17) Denehy L, 2013	180	6MWT	47	58	402	188	166.6	126.1	47	57	394.2	146	156.2	79.4	47	-215	146	47	-248	120
(17) Denehy L, 2013	360	6MWT	38	58	410	188	158.5	126.1	42	57	433.8	146	150.7	79.4	38	-222	140	42	-287	115
(69) Elliott D, 2011	32	6MWT	91	91	396	324	143	143	92	92	402.5	291	129	129	91	-72	143	92	-112	129
(69) Elliott D, 2011	104	6MWT	91	91	431	324	143	143	92	92	428.3	291	129	129	91	-107	143	92	-137	129
(17) Denehy L, 2013	90	PCS	52	58	42	42	9.6	11.5	49	57	41	39	11.4	12.9	52	-0.4	10.6	49	-1.7	12.2
(17) Denehy L, 2013	180	PCS	47	58	44	42	10.7	11.5	47	57	41.6	39	13.2	12.9	47	-2.7	11.2	47	-2.3	13
(17) Denehy L, 2013	360	PCS	38	58	46	42	9.4	11.5	42	57	44.7	39	10.9	12.9	38	-4.5	10.7	42	-5.4	12.1
(69) Elliott D, 2011	32	PCS	91	91	42	33	8.6	8.6	92	92	41.7	32	10	10	91	-9.8	8.6	92	-10	10
(69) Elliott D, 2011	104	PCS	91	91	43	33	8.6	8.6	92	92	42.7	32	10	10	91	-11	8.6	92	-11	10
(69) Elliott D, 2011	32	MCS	91	91	47	40	8.6	8.6	92	92	46.9	37	10	10	91	-7.3	8.6	92	-10	10
(69) Elliott D, 2011	104	MCS	91	91	47	40	8.6	8.6	92	92	47	37	10	10	91	-7.2	8.6	92	-10	10
(17) Denehy L, 2013	90	SF.36v2.PF	52	58	42	43	9.6	11.5	49	57	39.9	40	11.4	12.9	52	0.5	10.6	49	-0.3	12.2
(17) Denehy L, 2013	180	SF.36v2.PF	47	58	42	43	10.7	11.5	47	57	40.1	40	13.2	12.9	47	0.4	11.2	47	-0.5	13
(17) Denehy L, 2013	360	SF.36v2.PF	38	58	44	43	9.4	11.5	42	57	41.4	40	10.9	12.9	38	-1.2	10.7	42	-1.8	12.1
(69) Elliott D, 2011	32	SF.36v2.PF	91	91	41	29	8.6	8.6	92	92	39.9	27	10	10	91	-12	8.6	92	-13	10
(69) Elliott D, 2011	104	SF.36v2.PF	91	91	42	29	8.6	8.6	92	92	42.6	27	10	10	91	-13	8.6	92	-16	10
(17) Denehy L, 2013	90	TUG	52	58	12	36	9.6	11.5	49	57	12.2	41	11.4	12.9	52	24.5	10.6	49	28.9	12.2
(17) Denehy L, 2013	180	TUG	47	58	13	36	10.7	11.5	47	57	9.8	41	13.2	12.9	47	23.2	11.2	47	31.3	13
(17) Denehy L, 2013	360	TUG	38	58	14	36	9.4	11.5	42	57	10.3	41	10.9	12.9	38	21.9	10.7	42	30.8	12.1

Abbildung 6.1: Zielwerte der in der Metaanalyse aufgenommenen Studien

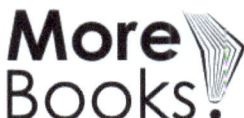
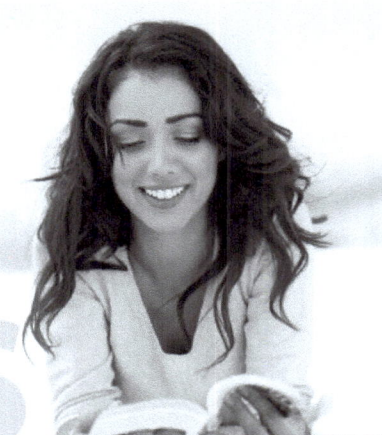

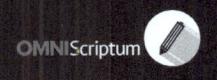

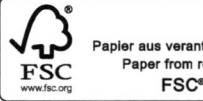